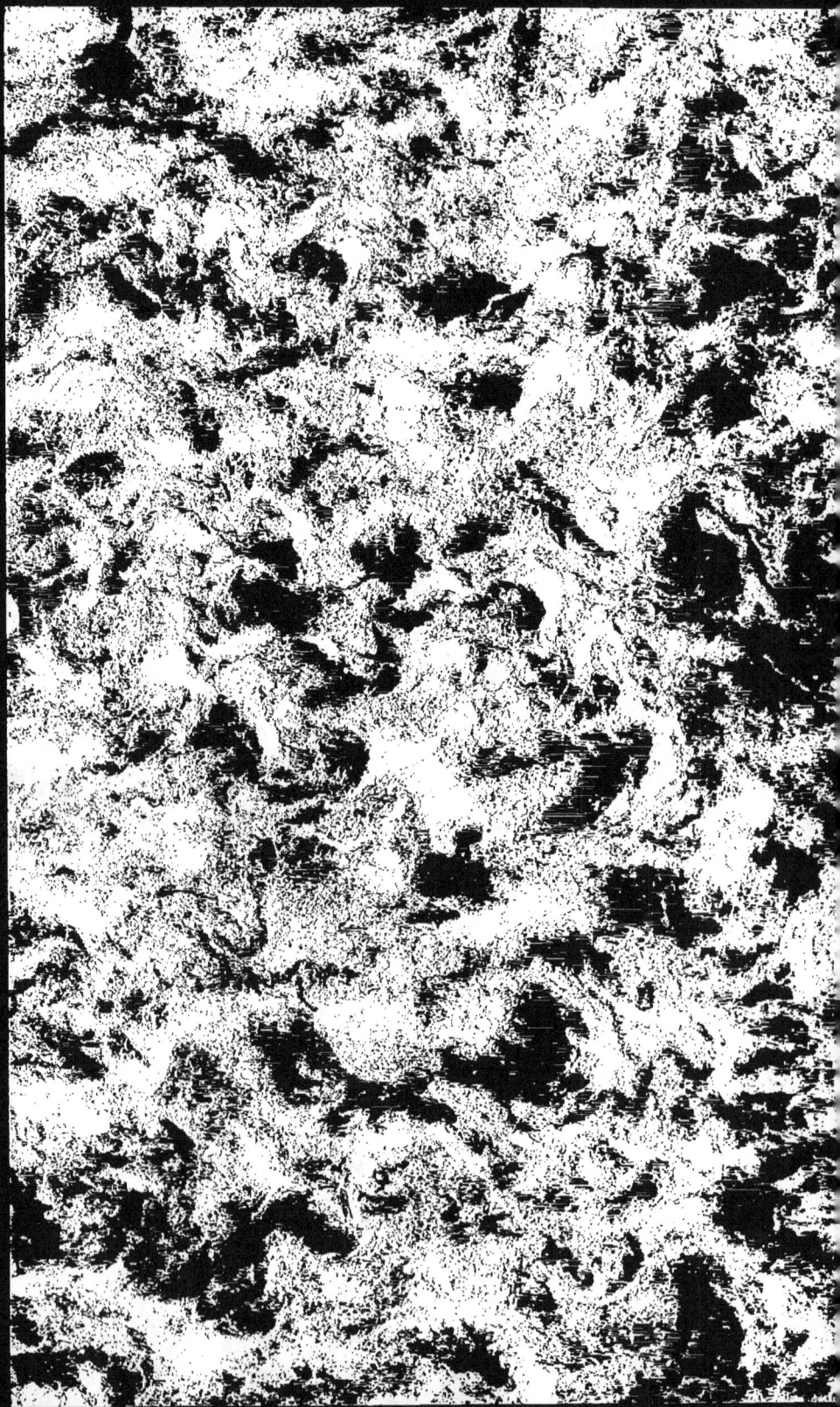

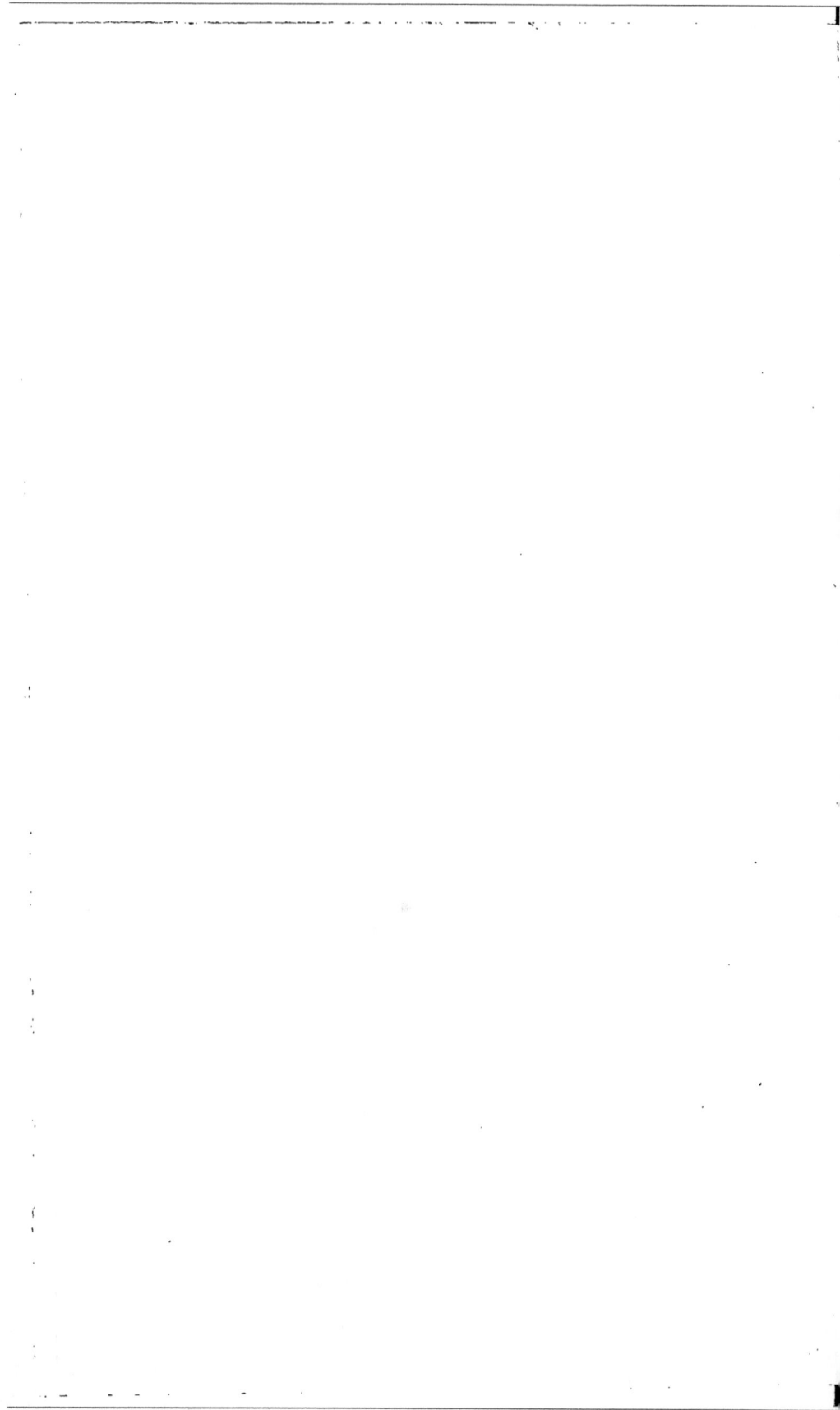

ÉTUDE D'HYGIÈNE INTERNATIONALE

CHOLÉRA ET PESTE

DANS LE

PÈLERINAGE MUSULMAN

1860-1903

PAR

LE Dr Frédéric BOREL

MÉDECIN SANITAIRE MARITIME
ANCIEN MÉDECIN DE L'ADMINISTRATION SANITAIRE
DE L'EMPIRE OTTOMAN

« La Mecque est la station de relai du
choléra entre le Bengale et l'Europe. »

(E. HART.)

PARIS

MASSON ET Cie, ÉDITEURS

LIBRAIRES DE L'ACADÉMIE DE MÉDECINE

120, BOULEVARD SAINT-GERMAIN, 120

1904

CHOLÉRA ET PESTE

DANS LE PÈLERINAGE MUSULMAN

PRINCIPAUX TRAVAUX DU MÊME AUTEUR

Comment on devient médecin d'un paquebot. Paris, Carré et Naud, 1898.

Epidémie de peste de l'Ile Maurice, *Bulletin de la Société de médecine sanitaire maritime.* Marseille, 1900.

La défense sanitaire du golfe Persique. Mémoire récompensé par l'Académie de médecine, *Revue d'hygiène et de police sanitaire,* 1901.

Observations sur la peste et son mode de propagation, *Revue d'hygiène et de police sanitaire,* 1902.

Etude statistique et épidémiologique sur le lazaret de Camaran et les pèlerins qu'il a reçus de 1887 à 1902, publiée par l'administration sanitaire de l'Empire ottoman. Constantinople, 1902.

Paris. — L. MARETHEUX, imprimeur, 1. rue Cassette. — 5302.

ÉTUDE D'HYGIÈNE INTERNATIONALE

CHOLÉRA ET PESTE

DANS LE

PÈLERINAGE MUSULMAN

1860-1903

PAR

LE Dr FRÉDÉRIC BOREL

MÉDECIN SANITAIRE MARITIME
ANCIEN MÉDECIN DE L'ADMINISTRATION SANITAIRE
DE L'EMPIRE OTTOMAN

« La Mecque est la station de relai du
choléra entre le Bengale et l'Europe. »

(E. HART.)

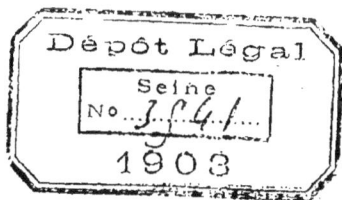

PARIS

MASSON ET Cie, ÉDITEURS

LIBRAIRES DE L'ACADÉMIE DE MÉDECINE

120, BOULEVARD SAINT-GERMAIN, 120

1904

PRÉFACE

Les épidémies de choléra et de peste du Hedjaz —
c'est-à-dire du pèlerinage musulman — n'ont jamais
fait, jusqu'à présent, l'objet, dans la littérature médicale, d'une monographie spéciale. Ce travail offrait,
en effet, certaines difficultés : il était nécessaire —
pour le mener à bien — de séjourner dans les régions
dont il devait traiter, de connaître les pèlerins et le
pèlerinage, en un mot de vivre pendant plusieurs
années dans ce milieu tout particulier.

Résolu à entreprendre cette étude, j'entrai au service sanitaire de l'empire ottoman qui m'a confié successivement, depuis près de quatre ans, la direction
de plusieurs postes à Bassorah, Clazomènes, Camaran
et Djeddah. Ainsi il me fut loisible, non seulement
de réunir les documents et statistiques utiles à mes
recherches, mais encore de les contrôler sur place.

Le Hedjaz, les pèlerins, le pèlerinage, tels qu'ils sont
à l'heure actuelle, forment la première partie de cet
ouvrage.

Dans la seconde, j'analyse les épidémies de peste et
de choléra du Hedjaz, de 1860 à 1903; puis — uti-
lisant les nouvelles théories microbiologiques — je

cherche à déterminer suivant quels modes différents
ces épidémies ont pu se propager, depuis leurs foyers
d'origine jusqu'au Hedjaz et de ce dernier point jusqu'en Méditerranée.

La troisième partie est consacrée aux conclusions
qui sont de deux ordres. Les premières s'appliquent
exclusivement à la prophylaxie propre du pèlerinage ;
quant aux secondes — d'une nature plus générale —
elles ont trait à l'organisation de la police sanitaire
maritime dans les ports européens. Le Hedjaz pouvant
être considéré comme un champ de manœuvres des
épidémies, on doit noter avec soin les faits qui s'y dé-
roulent et qui serviront ensuite à poser les principes
de l'organisation sanitaire maritime en général.

Le sujet abordé dans cette étude était assez délicat
à traiter ; en effet, je n'entendais nullement blesser les
susceptibilités religieuses ou nationales d'un pays où
j'ai reçu l'hospitalité durant plusieurs années. J'ai donc
cherché à concilier les intérêts de la vérité avec ce
naturel sentiment de courtoisie : tout en m'imposant
d'être exact et impartial, je n'ai jamais oublié de tenir
compte des énormes difficultés que rencontre le gouvernement ottoman dans la solution de cette question
si importante du pèlerinage musulman.

Ma tâche, en ce dernier point, fut d'ailleurs facile
puisque, dans la plupart des cas sur lesquels portent
mes critiques, c'était au Conseil supérieur de santé
de Constantinople qu'il aurait appartenu d'intervenir
depuis longtemps déjà.

Or ce Conseil — s'il comprend huit délégués ottomans — n'en renferme pas moins treize autres nom-
més par les puissances étrangères. Si donc des fautes

ont été commises par cette assemblée, si l'on y fait
plus de mauvaise politique que de bonne hygiène, si
la porte est laissée largement ouverte pour l'entrée
des épidémies en Europe, la responsabilité en retombe
bien plus lourdement sur ces puissances que sur le
gouvernement ottoman lui-même.

Dʳ F. BOREL.

Paris, 21 septembre 1903.

ÉTUDE D'HYGIÈNE INTERNATIONALE

CHOLÉRA ET PESTE

DANS

LE PÈLERINAGE MUSULMAN

1860-1903

PREMIÈRE PARTIE

GÉNÉRALITÉS SUR LE PÈLERINAGE MUSULMAN

CHAPITRE PREMIER

LE HEDJAZ

Géographie physique. — Villes principales. — Les Bédouins du désert.

Géographie physique. — Le Hedjaz est cette province de la péninsule arabique sur le territoire de laquelle a lieu, chaque année, le pèlerinage musulman. Formé d'une étroite bande de terre il est situé au sud-est de la presqu'île du Sinaï, le long de la mer Rouge par laquelle il est borné à l'ouest; au sud se trouve la province du Yémen; enfin à l'est et au nord s'étendent des déserts.

Le district de l'Assyr, situé entre le Yémen et le Hedjaz, est relié administrativement à ce dernier vilayet [1].

Le territoire du Hedjaz, au bord de la mer, est

---

1. *Vilayet*, terme désignant en turc une province ou division territoriale.

formé de sables reposant sur des madrépores ; ces sables s'étendent peu à peu, la mer Rouge se comblant de plus en plus. Après les plaines de sable en bordure de la mer on trouve une chaîne de montagnes abruptes et nues, coupées çà et là par d'immenses plaines stériles ; plus dans l'intérieur et à la limite de l'Assyr, quelques collines et vallées sont assez fertiles.

Le Hedjaz est presque partout dépourvu d'eau potable ; le long des routes suivies par les caravanes et de loin en loin, on rencontre de rares puits contenant peu d'une eau toujours mauvaise.

Villes principales. — Les principales — et même les seules — villes du Hedjaz sont : la Mecque, Médine, Yambo et Taïf.

« Connaître une ville du Hedjaz, c'est les connaître toutes, qui a vu Djeddah a vu la Mecque et Médine [1]. » N'ayant pu visiter ces deux dernières villes je n'en parlerai donc pas par moi-même, puisant seulement mes renseignements aux sources qui m'ont paru les plus autorisées. Mais par la description plus complète de Djeddah et de Yambo — villes que j'ai habitées — le lecteur pourra cependant s'imaginer ce que sont les deux autres.

La Mecque est située à environ 90 kilomètres à l'est de Djeddah, c'est-à-dire du bord de la mer ; résidence du grand chérif [2] et du gouverneur du Hedjaz elle contient environ 40.000 habitants. Elle est construite dans une vallée entourée de très hautes montagnes. Les maisons sont resserrées, les rues étroites, sans alignement ; l'une de ces rues et la plus longue, large d'en-

---

1. Dr Saleh Souby. *Pèlerinage à la Mecque et à Médine*. Le Caire, 1894. C'est à cet ouvrage que j'emprunte les renseignements sur la Mecque et Médine.
2. Le grand Chérif est un descendant du Prophète qui jouit de l'autorité religieuse au Hedjaz.

viron 7 à 8 mètres, divise la ville en deux et conduit
au cimetière placé à une de ses extrémités. Les habitants sont de races diverses, comprenant des représentants de tous les peuples musulmans qui, amenés par
le pèlerinage, se fixent ensuite temporairement ou
définitivement dans la ville sainte de l'Islam. Ces
habitants vivent exclusivement du grand mouvement
d'affaires créé par le pèlerinage ; à l'époque de l'af-
fluence des visiteurs tout devient d'une cherté exces-
sive : les maisons se louent à des tarifs très élevés
et les aliments de première nécessité ne peuvent
s'acquérir qu'à un prix double ou triple de leur valeur
courante.

L'état hygiénique de la Mecque est assez difficile à
apprécier ; on s'accorde généralement à considérer
cette ville comme d'une grande malpropreté, surtout
à l'époque du pèlerinage. En ce qui concerne l'habitation des pèlerins, les lieux d'aisances, il faut s'en
rapporter à ce qui existe à Djeddah où les choses se
passent comme à la Mecque. Il n'y existe qu'un seul
hôpital, dont l'installation générale laisse beaucoup à
désirer ; il contient quatre-vingt-dix lits environ,
chiffre absolument insuffisant en temps ordinaire,
étant donné le nombre des pèlerins, et encore plus
insuffisant lorsque règne une épidémie. Les gouvernements égyptien et ottoman ont installé chacun un
dépôt de vivres où se font quelques distributions gra-
tuites pour les pauvres.

Quant à la qualité de l'eau potable fournie aux habitants, il est impossible de la déterminer de façon certaine ; elle provient de la source Zobeïda, située dans
la montagne à quelque distance de la Mecque, et les
renseignements recueillis à son sujet sont des plus
contradictoires. Tout ce que je puis affirmer, c'est que
ni dans son mode de canalisation, ni dans son mode

de distribution elle n'est mise à l'abri de contaminations possibles.

A cinq heures de marche de la Mecque se trouvent. la montagne de l'Arafat et la vallée de Mouna, où les pèlerins doivent se rendre pendant leur voyage. Dans ces deux endroits tous les visiteurs réunis à une date fixe habitent sous la tente. « A l'Arafat l'eau est conservée dans de grands bassins, elle est stagnante et verdâtre, les pèlerins s'y baignent et y font la lessive. Dans la vallée de Mouna on ne trouve qu'une mauvaise eau de citerne [1]. »

Dans cette vallée, où les pèlerins séjournent trois jours, il y a un seul hôpital, situé dans le bâtiment de l'office sanitaire et contenant à peine quatorze lits.

Médine est dans l'intérieur des terres à environ 600 kilomètres au nord de la Mecque et à 240 kilomètres à l'est de Yambo-Bahr, c'est-à-dire du rivage de la mer. Elle compte environ 25.000 habitants de races diverses résultant des pèlerinages consécutifs. Tous les Médinois vivent eux aussi du pèlerinage et leur principal métier est celui de logeur. C'est à Médine que se trouve le tombeau du prophète Mahomet.

Yambo-Bahr [2] est au bord de la mer Rouge par 24° 5′ 15″ de latitude nord et 33° 6′ 31″ de longitude orientale. Cette petite ville compte environ 2.500 habitants dont la majeure partie n'y demeure que pendant la durée du pèlerinage, c'est-à-dire au moment des affaires ; le reste de l'année ils vont vivre et travailler à Yambo-Nakl [3], oasis relativement fertile à environ six heures de marche dans l'intérieur des

---

1. Rapport du délégué sanitaire égyptien au Hedjaz, *Bulletin quarantenaire d'Egypte*, 2 avril 1903.
2. Yambo de la mer.
3. Yambo des palmiers.

terres. Yambo-Bahr sert de port à Médine et n'offre aucune ressource ni pour l'ápprovisionnement, ni pour le logement des pèlerins ; la baie est excellente et peut contenir — bien qu'elle ne soit pas aménagée — une vingtaine de navires de fort tonnage ; on y accède par un chenal qui serpente au milieu de rochers à fleurs d'eau : c'est là que débarquent puis se rembarquent chaque année une dizaine de mille de pèlerins. La ville, déjà misérable par elle-même et composée surtout de masures en ruine, n'est pas entretenue ; il n'y a pas d'hôpital, pas de lazaret ; aucune installation n'y est prévue pour un aussi grand nombre de pèlerins en temps ordinaire, et encore moins en temps d'épidémie. Aussi chaque fois que le choléra s'y déclare, le nombre des décès est considérable pendant le séjour à Yambo.

L'eau potable n'est qu'une boue liquide et infecte apportée à dos de chameau dans des outres, par les Bédouins qui vont la chercher à quinze kilomètres ; cette eau se vend ordinairement 3 francs la charge de chameau[1], prix qui double ou triple même les années où le pèlerinage est nombreux.

Taïf est une petite ville de 8.000 habitants située à deux jours de la Mecque ; elle sert pendant l'été de résidence au gouverneur du Hedjaz. Elle s'étend dans une vallée relativement fertile dont les légumes et les fruits sont transportés à la Mecque et même jusqu'à Djeddah ; ce sont d'ailleurs à peu près les seuls que l'on puisse se procurer dans le Hedjaz. Le climat y est bon et la température assez fraîche pendant l'été. Taïf n'a aucun intérêt dans le sujet qui nous occupe, les pèlerins ne s'y rendant pas ; seules

---

1. La charge de chameau équivaut à une soixantaine de litres d'eau.

les caravanes arrivant du Yémen et de l'Assyr y passent à l'aller et au retour.

Je réserve la description de Djeddah pour un chapitre spécial.

Bédouins du désert, — Dans le reste du Hedjaz on ne rencontre plus que quelques villages de Bédouins épars dans le désert dont ils sont les seuls habitants. Nomades pour la plupart, ils ont comme métiers apparents ceux de chamelier et de conducteur de caravanes; mais, en réalité, ce sont presque tous des pillards. Ils attendent le passage des caravanes s'ils sont en nombre suffisant pour les attaquer, ou guettent au contraire les retardataires s'ils opèrent isolément. « La récolte du Bédouin, c'est le pèlerin [1]. » Aussi les années où la récolte est maigre, c'est-à-dire le pèlerinage peu nombreux, le Bédouin s'agite et vient piller jusque dans Djeddah.

---

1. Dr Saleh-Souby. *Loc. cit.*

CHAPITRE II

LE PÈLERINAGE MUSULMAN

Histoire du pèlerinage musulman. — Epoque du pèlerinage. — Lois religieuses imposant le pèlerinage. — Lois religieuses autorisant les mesures sanitaires. — Réglementations faites par les diverses puissances musulmanes.

Histoire du pèlerinage musulman. — La légende[1] fait remonter la date de la construction de la Caaba — point central du pèlerinage musulman — à l'époque d'Abraham. Le Koran s'exprime formellement et à plusieurs reprises à ce sujet : « Prenez la station d'Abraham pour oratoire... Nous recommandâmes à Abraham et à Ismaël ceci... » Plus de deux cents ans avant la fondation de l'Islamisme les populations de l'Arabie se rendaient déjà chaque année en pèlerinage à la Caaba. Vers l'an 200 de notre ère les Koreïchites — tribu arabe importante — s'emparèrent de ce sanctuaire et construisirent ensuite, à l'entour, la ville de la Mecque qui devint leur forteresse. A cette époque-là les Arabes avaient perdu l'idée d'un Dieu unique, idée qu'ils avaient connue autrefois au moment de la mission d'Abraham ; ils étaient redevenus idolâtres et la Caaba n'était plus qu'une sorte de Panthéon païen où chacune des tribus du pays avait placé l'image de son idole favorite.

Mahomet naquit vers l'an 600 de notre ère et, à

---

1. Ces renseignements historiques sont extraits en partie de la préface de la traduction du *Koran*, de M. Kasimirski.

l'âge de quarante ans environ, après avoir été, dit-on, en Palestine, il commença ses prédications. Les historiens prétendent que ce voyage ne fut pas étranger à sa mission et qu'il puisa, pendant son séjour à la côte, une partie de son enseignement dans les livres sacrés du judaïsme et du christianisme. Mahomet reprend l'idée d'un Dieu unique, croyance commune à ces deux religions, établit des dogmes de morale qui semblaient inconnus dans son pays jusqu'alors, promulgue des principes généraux de législation civile et prescrit un certain nombre de règles d'hygiène. Il reconnaît l'existence des prophètes antérieurs à lui et leurs religions, la sienne étant le perfectionnement des précédentes.

A son début, la nouvelle croyance ne réunit que peu d'adeptes; néanmoins elle fut admise dans la Caaba au même titre que les autres religions qui étaient alors en honneur dans l'Arabie. Mais le prophète Mahomet, fort de la supériorité de ses idées, ne voulait point de partage et entendait régner en maître dans la capitale religieuse arabe. Rattachant sa nouvelle foi à l'ancien culte d'Abraham, il voulait reconquérir la Caaba et en faire le centre de son enseignement. L'habitude annuelle du pèlerinage était si bien prise par les Arabes qu'il ne fallait point songer à la leur faire abandonner; aussi Mahomet avait compris que sa religion, pour pouvoir dominer, devait s'emparer du sanctuaire commun. De la sorte, l'antique pèlerinage devenait pour lui un puissant moyen de propagande.

Mais ses compatriotes, les Koreïchites, virent bientôt dans la croyance naissante un élément de trouble qui menaçait de leur enlever la suprématie religieuse en Arabie, suprématie qu'ils avaient durement conquise et conservée jusqu'alors à leur grand profit. Ils commencèrent à attaquer le prophète qui, à la suite de leurs persécutions, fut obligé d'abandonner la Mecque et de se retirer à Médine avec ses premiers néophytes. De cette ville, il continua à se livrer à la propagande dans les environs, tant par la prédication que par les armes, et, quelques années ensuite (692 apr. J.-C.), devenu assez redoutable, il obtint des Koreïchites — toujours détenteurs de la Caaba — l'autorisation d'en venir faire le pèlerinage annuel au même titre que les autres Arabes. Son voyage terminé, il rentre à Médine, rassemble ses coreligionnaires devenus nombreux et, l'année suivante, à la tête de dix mille d'entre eux il se présente devant la Mecque, s'en empare presque sans coup férir et pénètre de suite dans la Caaba; il fait alors briser les trois cents idoles qui s'y trouvaient réunies, pendant qu'il répétait lui-même : « La vérité parut et le mensonge s'évanouit. » L'Islamisme était fondé et devait rayonner pendant des siècles à travers le monde, apportant avec lui une civilisation, une science et un art nouveaux qui, malheureusement, se sont éteints trop tôt.

Le Prophète — après sa conquête — rentra à Médine; deux ans après, il fit un nouveau et solennel pèlerinage à la Caaba — il avait alors exactement soixante-trois ans —; ce fut le dernier, et pour cela on l'appela le pèlerinage de l'adieu. Mahomet mourut l'année suivante à Médine où se trouve son tombeau que les musulmans vont pieusement visiter. Ce n'est point pour eux une obligation, c'est seulement un acte méritoire, mais bien peu de ceux qui viennent à la Mecque ne l'accomplissent pas.

Le pèlerinage continua donc à travers les siècles avec des péripéties diverses, des dissensions religieuses s'étant élevées plus tard entre les différentes tribus arabes. A cette époque il était relativement

peu nombreux et ne comprenait guère que les populations de l'Arabie. Le voyage était long, pénible,
coûteux, et offrait beaucoup de dangers. C'est grâce
aux découvertes de la science moderne — les moyens
de transport étant devenus faciles et rapides — que le
nombre des musulmans se rendant à la Mecque s'est
augmenté dans des proportions considérables, sans
toutefois atteindre les chiffres indiqués dans la plupart des ouvrages, chiffres notablement exagérés.

Le pèlerinage musulman, dans son essence, con-
siste en ceci : se rendre à la Mecque à une époque
déterminée, revêtu d'un costume spécial appelé Ir'ham,
composé de deux pièces de toile blanche sans cou-
tures ; le pèlerin doit être pieds nus, la tête rasée et
sans coiffure ; il lui est ordonné, dans un certain rayon
autour de la Mecque, de s'abstenir de la chasse ; les
rapports sexuels lui sont interdits. Dès son arrivée à
la ville sainte, le pèlerin se rend à la Caaba dont il
fait sept fois le tour, précédé par un mutaouf[1] ; ce
dernier récite des prières que le pèlerin doit répéter ;
le tour se commence du côté de l'Orient et se termine
par le baiser de la pierre noire[2]. Ensuite le pèlerin
parcourt sept fois le trajet qui s'étend entre les deux
collines de Safa et de Merwa — un kilomètre environ
—. Cette cérémonie commémore la recherche d'une
source d'eau que fit, dit-on, Agar à cette même place ;
elle y trouva la source de Zem-Zem à laquelle le
pèlerin va boire un verre d'eau à la fin du dernier
parcours. Les cérémonies à accomplir à la Mecque
sont alors terminées. Le pèlerin, en attendant les fêtes
du Courban-Baïram[3], vient tous les jours prier à la

1. *Mutaouf*, littéralement en arabe celui qui fait faire le tour.
2. La pierre noire enchâssée dans un angle de la Caaba, et que
baisent tous les pèlerins, serait la pierre que l'ange Gabriel aurait
remise à Abraham pour former l'autel de son oratoire.
3. Fête qui se trouve à la fin des cérémonies du pèlerinage.

grande mosquée, mais il est libre de toute autre
obligation. L'avant-veille des fêtes, le pèlerin se
rend au pied du mont Arafat ou montagne de la
Reconnaissance ; c'est là, d'après la légende musulmane, que se retrouvèrent et se reconnurent Adam
et Ève après avoir été chassés du paradis terrestre.
Le lendemain matin, le Cadi de la Mecque, monté
sur un chameau, placé sur le sommet de la montagne,
fait à la foule assemblée une longue prédication qui
se termine par des prières et des invocations. Cette
cérémonie s'accomplit en souvenir du pèlerinage de
l'adieu où Mahomet avait fait ainsi. Le mont Arafat
est à environ cinq heures de marche de la Mecque.
Pendant la nuit suivante, tous les pèlerins se rendent
à la vallée de Mouna, distante d'environ trois heures
et de l'Arafat et de la Mecque ; là ils séjournent sous
la tente pendant trois jours ; ils doivent offrir des
sacrifices proportionnés à leur fortune, qui rappellent
celui qu'Abraham fit au même endroit ; de plus, ceux
qui ont commis des fautes durant le pèlerinage sont
tenus de faire d'autres sacrifices expiatoires ou de
donner la nourriture à un certain nombre de pauvres.
Enfin, le troisième jour, le pèlerin revient à la Mecque,
mais il lui faut, en sortant de la vallée de Mouna,
passer entre deux colonnes dressées de chaque côté de
la route et distantes l'une de l'autre de 10 mètres
environ ; il doit, en outre, un peu plus loin, jeter sept
petits cailloux sur un monument en forme de tronc
de cône, placé au bord du chemin et appelé *Cheïtan*[1].

Le pèlerinage est alors terminé ; mais beaucoup —
surtout quand il n'y a pas d'épidémie — restent à la
Mecque jusqu'à la prière de midi du vendredi suivant[2].
Puis la dislocation commence et les caravanes se diri-

1. *Cheïtan*, en arabe, diable.
2. Le vendredi est le jour sacré des musulmans.

gent, les unes vers Djeddah, les autres vers Médine.

Lorsque la fête de l'Arafat doit avoir lieu un vendredi, le pèlerinage est déclaré *akbar*, c'est-à-dire plus grand; comme il est très méritoire de venir à un tel pèlerinage, la foule arrive donc nombreuse les années où cette coïncidence a lieu.

Le pèlerinage que je viens de décrire est le plus ordinairement pratiqué et le seul ordonné; mais pour les musulmans d'une piété plus grande, il en est de plus compliqués comprenant la visite à la mosquée d'Omreh, située à une heure de la Mecque, ou bien encore un séjour de un mois à quatre mois à la Mecque avant les fêtes[1]. D'autres demeurent pendant un an et quelquefois plus dans les communautés religieuses de la Mecque ou de Médine[2] pour s'y perfectionner dans l'étude du Koran et de la langue arabe.

Enfin, tous les pèlerins — bien qu'ils n'y soient pas obligés — visitent avant ou après les fêtes le tombeau du Prophète à Médine.

Époque du pèlerinage. — D'après la loi religieuse musulmane, le pèlerinage doit s'accomplir pendant les mois de Chewal, Doul-Kadé et Doul Hedjeh. Mais l'année arabe, étant fondée sur les phases de la lune, retarde chaque année de onze jours sur le calendrier grégorien; il s'ensuit que l'époque du pèlerinage change constamment : en un laps de temps de trente ans environ, la date des fêtes aura donc parcouru en entier notre calendrier pour se retrouver à la même époque. De la sorte, le Baïram se célébrera successivement dans les diverses saisons de l'année : été, automne, hiver, printemps. Cette remarque est des plus utiles à faire dans le sujet qui nous occupe; en effet, les sai-

---

1. Les pèlerins javanais accomplissent presque tous le pèlerinage sous cette dernière forme et font un long séjour à la Mecque.
2. A. Le Chatelier. *Les confréries musulmanes du Hedjaz.* Paris, 1887.

sons et les changements de température dont elles sont la cause jouent un rôle des plus importants lorsqu'il s'agit de l'explosion et de la propagation des épidémies. Nous verrons plus tard combien ce simple fait — négligé jusqu'à présent — est cependant digne d'attention.

Lois religieuses imposant le pèlerinage. — Lorsque les membres de la Conférence de Paris (1894) eurent l'idée d'imposer des restrictions en matière de pèlerinage à leurs sujets musulmans — par exemple d'empêcher les pauvres de partir — Turkhan-bey, premier délégué ottoman, fut consulté à cet égard; il répondit à la conférence que le pèlerinage était une des cinq obligations imposées par Mahomet à ses fidèles. Cette réponse était un peu brève, et la loi religieuse ne paraît pas être aussi formelle en la question.

Voici comment s'exprime le Koran [1] à cet égard; au chapitre de la Vache, verset 119, il est dit : « Nous établîmes la maison (Caaba) pour être la retraite et l'asile des hommes, et nous dîmes : Prenez la station d'Abraham pour oratoire. Nous recommandâmes à Abraham et Ismaël ceci : « Rendez pure ma maison pour ceux qui en viendront faire le tour, pour ceux qui viendront vaquer à la prière, faire des génuflexions et des prostrations. »

Plus loin, verset 192, on trouve : « Accomplissez le pèlerinage de la Mecque et des lieux saints... »

Puis — verset 193 — : « Le pèlerinage se fera dans les mois que vous connaissez... Prenez des provisions pour le voyage; la meilleure provision est cependant la piété. »

Enfin dans le chapitre suivant — dit chapitre

---

1. *Koran*. Traduction de Kasimirski.

d'Imran — Mahomet revient sur ce sujet au verset 91 et dit : « En faire le pèlerinage est un devoir envers Dieu *pour quiconque est en état de le faire.* »

Le dernier texte montre donc nettement que, dans l'esprit du prophète, le pèlerinage était œuvre d'obligation pour les seuls fidèles à qui leur état de fortune ou de santé permettait de l'accomplir; mais il n'en fait pas une loi stricte pour tous les musulmans.

Les commentateurs arabes du Koran sont d'ailleurs de cet avis; je rapporterai ici l'opinion du Seïd Emir Ali qui les résume ainsi[1] :

« Ici encore la sagesse du législateur inspiré apparaît dans les restrictions qu'il apporte au sujet de l'obligation de faire le pèlerinage; il faut :

1° Jouir de la maturité de l'intelligence et de son entier discernement;

2° Être libre de toute affaire et de toute autre préoccupation;

3° Posséder l'argent nécessaire pour solder les moyens de transport et se procurer la nourriture;

4° Avoir de quoi entretenir sa famille pendant son absence;

5° Le voyage doit être possible. »

La conclusion qui s'impose après ces lectures est donc la suivante : armé de la loi musulmane elle-même un gouvernement peut et doit empêcher de partir en pèlerinage les pauvres, les malades, les enfants. C'est là une grosse question, car nous retirons ainsi de la masse des pèlerins toute une série d'éléments les plus facilement contaminables et les plus à craindre dans la propagation des épidémies. Forts de ces textes les gouvernements français, hollandais et égyptien ont pris des réglementations res-

1. Seïd Emir Ali. *The spirit of Islam, or the life and teaching of Mohammed.* Londres, 1896.

trictives dans la mesure où ils s'y sentaient autorisés.
Il n'en est malheureusement pas de même pour les
autres puissances, et c'est là — je tiens à le signaler de suite — un des gros défauts du pèlerinage
musulman.

Lois religieuses autorisant les mesures sanitaires.
— Est-il possible — religieusement parlant — au
gouvernement ottoman de prendre, sur son territoire,
en matière de police sanitaire toutes les mesures
nécessaires de protection en cas d'épidémie? En un
mot ce gouvernement peut-il, en ce cas particulier, se
faire obéir de par la loi musulmanne elle-même;
existe-t-il par exemple une loi permettant d'imposer les quarantaines? Elle se trouve dans les Hadiz,
recueil de mille et un versets renfermant les prescriptions religieuses faites aux fidèles par le kalife Omer
el Farouk ibn Atap, second successeur de Mahomet :
« Si vous entendez dire qu'il y a une maladie épidémique dans un endroit, n'y entrez pas. Lorsque vous
vous trouvez dans un endroit où il se déclare une
maladie épidémique, n'en sortez pas. »

Grâce à ces textes sacrés — extraits des livres
saints de l'Islam — le gouvernement ottoman et les
autres puissances qui ont des sujets musulmans
peuvent édicter, au nom même de la religion, tous
les règlements nécessaires pour empêcher l'extension
des épidémies. C'était là un point nécessaire à élu-
cider, étant donné qu'il s'agit ici de peuples qui ne
connaissent comme seule loi que leur religion.

**Réglementations faites par les diverses puissances
musulmanes.** — A la suite des épidémies de choléra
qui se répétèrent au Hedjaz de 1890 à 1895, les puissances qui ont dans leurs colonies des sujets de religion islamique se sont émues, à juste titre, du danger
que faisaient courir les pèlerins à leur retour. Elles ont

donc songé à réglementer le voyage de leurs ressortissants, et à le soumettre à certaines restrictions en s'appuyant sur les textes cités plus haut. Ces restrictions ont en général pour but d'empêcher les pauvres de partir, d'assurer la subsistance de tous pendant le déplacement, et de permettre aux survivants un retour certain. D'autres puissances — sans recourir à un procédé aussi radical — ont maintenu le principe de la liberté du pèlerinage pour tous, en réglementant et surveillant cependant le mode de transport.

Parmi les premières se trouvent : la Hollande, la France et l'Autriche-Hongrie qui, cette année même, ont été imitées par l'Égypte.

Parmi les secondes sont : la Turquie, le Gouvernement des Indes Britanniques, des Straits Settlements, et le Maroc.

Enfin la Russie[1], la Perse, et le sultanat d'Oman, restent jusqu'à présent sans réglementation aucune.

La France, ou plutôt les gouvernements de l'Algérie et de la Tunisie[2], exigent de leurs pèlerins : une autorisation préalable qui n'est accordée qu'en justifiant de la possession d'une somme de 1.000 francs, ainsi que d'un billet d'aller et retour, nourriture comprise au retour.

La Hollande demande de ses pèlerins : la présentation d'une somme de cinq cents florins (1.050 francs environ) et d'un billet d'aller et retour, nourriture comprise.

L'Autriche-Hongrie réclame l'autorisation préalable et la possession de cinq cents florins (1.050 francs).

L'Égypte — émue par la récente épidémie de cho-

---

1. La Russie voyant augmenter chaque année le nombre de ses pèlerins a fait, je crois, commencer l'étude d'une réglementation.
2. Voir les textes officiels des règlements publiés par le gouvernement général de l'Algérie.

léra de 1902 — veut que ses pèlerins disposent de cinquante livres égyptiennes (1.300 francs).

Ces diverses réglementations concernent seulement les pèlerins eux-mêmes; il en est encore d'autres touchant le mode de transport.

A bord des navires français embarquant des pèlerins français, ceux-ci doivent disposer chacun d'un espace de $1^{mq}50$, le pont restant libre; un médecin sanitaire maritime, commissaire du gouvernement, surveille pendant le voyage l'hygiène du navire, la distribution de l'eau, la quantité et la qualité des vivres. La solde de ce médecin ne peut être moindre de 500 francs par mois et doit être déposée d'avance dans une caisse de l'État. Enfin, aucun affréteur n'est reconnu, et c'est la Compagnie propriétaire du navire lui-même qui demeure responsable de toute infraction au règlement; une somme de 15.000 francs est déposée à cet effet dans une caisse publique, elle n'est remboursée qu'un mois après le retour, et si aucune réclamation fondée n'a été formulée.

La Hollande accorde $1^{mq}50$ par pèlerin; le navire doit avoir un médecin et présenter de bonnes conditions de navigabilité.

L'Égypte ne demande qu'un mesurage de surface plus restreint, étant donné que le voyage de Suez à Djeddah ne dure que trois ou quatre jours à peine.

L'Autriche, n'envoyant plus chaque année que quarante à cinquante pèlerins, se désintéresse de leur transport maritime; toutefois, elle dirige sur le lazaret de El Tor un médecin officiel chargé de les rassembler et de veiller sur eux pendant le voyage de retour.

Le gouvernement des Indes Britanniques, la Turquie, le Maroc imposent simplement un mesurage de $1^{mq}50$ par pèlerin et la présence d'un médecin à bord;

pour les Indes, ce médecin est presque toujours un indigène diplômé de Bombay.

En ce qui concerne la Turquie, le Conseil supérieur de santé de Constantinople fait paraître chaque année un règlement du pèlerinage dans lequel un certain nombre d'articles concernent le transport. Ce règlement — déjà beaucoup trop large — demeure, en outre, la plupart du temps inappliqué. Le transport se fait donc en général dans de mauvaises conditions ; seul, l'article au sujet du nombre de pèlerins à bord est quelquefois respecté. Je reviendrai d'ailleurs ultérieurement sur ce point.

Le gouvernement des Straits Settlements se trouve dans une situation intermédiaire : c'est la Compagnie de navigation elle-même qui impose aux pèlerins l'obligation du billet d'aller et retour.

Le transport des pèlerins russes s'effectue jusqu'à Constantinople par les bateaux ordinaires et en petits groupes ; là, ils se confondent avec les autres pèlerins, c'est-à-dire qu'ils sont soumis aux conditions imposées par le Conseil supérieur de santé.

Quant à la Perse et au sultanat de Mascate, ils n'ont aucune réglementation. Les navires partant de Bassorah prennent bien un certificat de mesurage ottoman régulier, mais, aucune autorité n'étant désignée pour les surveiller dans le golfe Persique, ils embarquent le double et plus du nombre de pèlerins qui leur est accordé par le règlement. Lorsque ces navires arrivent à Camaran ou à Djeddah un procès-verbal de constat est établi, une contravention est dressée : le tout demeure ensuite sans aucune sanction.

CHAPITRE III

LES PÈLERINS

Les diverses espèces de pèlerins. — Depuis un certain nombre d'années, et surtout depuis l'ouverture
du canal de Suez qui a fait de la mer Rouge une des
mers les plus fréquentées du globe, le nombre des
pèlerins ou *hadjis*[1] venant par la voie maritime a considérablement augmenté. Le classement ancien de ces
pèlerins comprenait seulement : Malais, Indiens, Persans, Yémenis, Soudanais, Turcs, Syriens, Égyptiens
et Maugrabins[2]. Maintenant d'autres races sont venues
s'adjoindre aux précédentes : les indigènes du Tur-
kestan indépendant, chinois ou russe, les Boukhariotes,
les Afgans, les Mauritiens, les Zanzibariens et quelquefois même des Chinois.

Nombre des pèlerins. — Si l'on dresse une courbe[3]
indiquant pour chaque année le nombre des pèlerins
débarqués au Hedjaz de 1868 à 1903, on constate de

---

1. *Hadji* ou saint, terme arabe pour désigner le pèlerin, et que
celui-ci place avant son nom au retour de son voyage ; ainsi Ali, après
être allé à la Mecque, devient Hadji Ali.
2. *Maugrabins*, terme servant à désigner les Tunisiens, Algériens et
Marocains ; en arabe, *Maugreb* signifie ouest.
3. Voir cette courbe à la page 69.

suite qu'une augmentation constante de ce nombre a eu lieu. Cet accroissement est dû tout d'abord — ce qui est aisé à comprendre — à la facilité des nouveaux moyens de transport, à leur rapidité, et surtout au peu d'élévation de leurs prix. Mais il est dû aussi à la diminution considérable des arrivages par caravanes ; en effet, beaucoup de pèlerins qui étaient obligés autrefois d'emprunter ce mode de transport long, coûteux et souvent périlleux peuvent venir maintenant par voie de mer.

En 1859, les arrivages par caravanes se répartissaient de la façon suivante :

1° Caravane de Damas-Syrie.	2.000	pèlerins.
2° Caravane d'Egypte.	3.000	—
3° Caravane d'Oman et du golfe Persique.	1.500	—
4° Caravane de Bagdad et de Perse.	4.000	—
5° Caravane de Médine.	1.500	—
6° Caravane de l'Assyr.	1.000	—
7° Caravane de Sana et du Yémen.	1.000	—
8° Caravane du Nedjd	1.000	—
9° Caravane de Djebel Chamar	1.000	—
10° Caravane de l'Hadramout	800	--

Soit un total de 16.800 pèlerins environ, arrivant par voie de terre.

A la même époque, les arrivages par voie de mer se dénombraient ainsi :

1° Java, Sumatra, Indes	6.200
2° Golfe Persique	850
3° Turcs, Arabes, Maugrabins.	7.285

Soit un total de 14.335 hadjis se rendant au Hedjaz par voie de mer.

L'ensemble de ces deux arrivages — terrestre et maritime — représente donc la totalité du pèlerinage de 1859, et s'élève à 31.635 pèlerins.

Si nous prenons comme type ce pèlerinage ancien, effectué avec les anciens modes de transport, et que nous le comparions à l'actuel, nous constatons que :

1° Le nombre des Indiens et Javanais a triplé ;

2° Une interversion s'est produite entre le chiffre antérieur des provenances par terre du golfe Persique et le chiffre actuel des arrivages par mer de la même région ; il y a eu là substitution d'un mode de transport à un autre, sans augmentation notable du nombre des transportés ;

3° La caravane d'Egypte n'existe plus, tous les Egyptiens prenant maintenant la voie de mer ;

4° La caravane de Damas-Syrie a diminué de moitié, ne comprenant plus guère que les fonctionnaires et les troupes chargées d'accompagner le Tapis-Sacré en suivant l'itinéraire imposé par la tradition ;

5° Les caravanes de l'Assyr, de Sana et du Yémen sont maintenant très réduites ; la statistique du pèlerinage de 1901-1902 montre, par exemple, que cette année-là près de 1.000 Yéménis sont descendus à la côte pour s'y embarquer ;

6° La caravane de l'Hadramout a cessé d'être ; la même statistique fait constater que 800 des indigènes de ce pays sont venus prendre des navires à Mahalla, et ce chiffre correspond au nombre de ceux qui voyageaient autrefois par caravane.

En résumé, il n'y a eu d'augmentation véritable du nombre des pèlerins que du côté des Indiens et des Javanais, augmentation résultant du fait de l'extension de l'islamisme parmi ces populations, et enfin due aussi à l'apparition des habitants de l'Asie centrale[1]. Quant aux autres éléments, ils sont restés station-

---

1. Le chemin de fer du général Anenkoff a beaucoup contribué à l'augmentation du nombre des pèlerins de l'Asie centrale en leur fournissant un mode de transport rapide.

naires ; seuls les itinéraires se sont modifiés avec les progrès de la civilisation moderne, et ce sont ces changements de routes qui ont causé des erreurs dans l'estimation probable du nombre total des pèlerins.

Voici d'ailleurs ce qu'écrivait à ce sujet M. le Dr Vaume[1] : « Des calculs modérés évaluent le nombre des présents à l'Arafat, le soir du 6 août 1889, à **220.000** hommes. Sur ce nombre, je ne crois pas qu'il y eût plus de 80.000 vrais pèlerins. J'ignore pourquoi on a pris l'habitude de donner en bloc le chiffre des présents au mont de la Rencontre et de dire, par exemple, qu'il y avait 400.000 pèlerins. En réalité, les vrais pèlerins sont ceux qui arrivent par Djeddah et Yambo, ceux des caravanes de Syrie et de Djebel Chamar. Pourquoi compter comme pèlerins les habitants de la Mecque, de Djeddah, les Bédouins chameliers, les vendeurs de courban[2], et les voleurs enfin, les pirates du désert, dont le nombre cette année n'était pas indifférent[3]? »

Un pèlerinage moyen. — On commettrait donc une grosse erreur en croyant à l'existence, chaque année, de plusieurs centaines de mille de pèlerins, masse contre laquelle il semble que l'on soit impuissant à agir en matière de service sanitaire. Il m'a paru utile de déterminer — par ma pratique personnelle — le chiffre d'un pèlerinage moyen ; la fixation d'un semblable nombre a d'autant plus d'intérêt que les divers

---

1. Vaume. Rapport au Conseil supérieur de santé de Constantinople, 1889.

2. *Courban* signifie sacrifice ; il s'agit ici des vendeurs de moutons destinés aux sacrifices.

3. D'après les renseignements que j'ai recueillis sur le pèlerinage de 1903, il y avait cette année 85.000 pèlerins présents à l'Arafat, se décomposant ainsi :

Débarqués à Djeddah.	33.000
Arrivés par caravanes	7.000
Habitants de Djeddah et de la Mecque	40.000
Chameliers, Bédouins.	5.000

éléments constitutifs d'un pèlerinage, subissant les
mêmes influences religieuses se modifient chaque
année dans un rapport constant; ainsi étant donné le
chiffre des Indiens arrivés une année, et étant donné
le nombre moyen de ces mêmes pèlerins, on peut
reconstituer le nombre de chacun des éléments du
pèlerinage et, partant, de la totalité. Je fais exception, bien entendu, en ce qui concerne les interdic-
tións entières ou partielles qui ont été quelquefois
édictées en France, en Russie et aux Indes.

Un pèlerinage moyen — de 45.000 hadjis arrivant
par voie de mer — se décompose de la manière suivante :

1° Javanais et Malais. 10.000
2° Indiens 10.000
3° Golfe Persique 3.000
4° Algériens, Tunisiens, Marocains, Tripolitains . . 5.000
5° Turcs, Syriens 7.000
6° Boukhariotes, Caucase, Asie centrale. 5.000
7° Egyptiens 5.000

A ce premier chiffre vient s'ajouter celui des arrivages par terre qui peut s'évaluer ainsi à l'heure
actuelle :

1° Caravane de Damas-Syrie. 1.200
2° Caravane de Bagdad 2.000
3° Caravane de l'Assyr et du Yémen. 400
4° Caravane du Nedjd. 800
5° Caravane du Djebel-Chamar. 1.600
6° Caravanes diverses de Bédouins 1.500

Pour 45.000 pèlerins arrivant par mer, nous en
aurons donc environ 8.000 arrivant par terre, soit dans
la proportion de 1/5 à 1/6.

Ces estimations n'ont été établies qu'en m'entourant

de nombreux renseignements puisés à des sources diverses, tant en Arabie qu'en Mésopotamie ; j'ai donc tout lieu de les croire très proches de la réalité.

Voies suivies par les pèlerins. — Les pèlerins arrivant par mer se subdivisent en trois grandes sections :

1° Ceux dits du sud et arrivant d'au delà du détroit de Bab-el-Mandeb ;

2° Ceux provenant des diverses régions riveraines de la mer Rouge ;

3° Ceux dits du nord et provenant d'au delà du canal de Suez.

Dans la première catégorie, provenant d'au delà de Bab-el-Mandeb, se trouvent : les Javanais, les Malais, les Indiens, les Afgans, les Mauriliens, les Zanzibarites, les Arabes, les Persans, les Hadramoutes et les Somalis, qui s'embarquent à Batavia, Singapore, Calcutta, Porbandar, Bombay, Kuratchi, Mascate, Bahreïn, Bassorah, Mohammerah, Bender-Bouchir, Lingah, Bender-Abbas, Gwadar, Mahalla, Aden, Berbera, Djibouti. Cette catégorie renferme la totalité des pèlerins dangereux au point de vue de l'importation des affections exotiques dans les lieux saints.

La deuxième catégorie est formée de pèlerins s'embarquant dans les divers ports de la mer Rouge : Suez, Souakim, Massaouah, Hoddeïdah, c'est-à-dire les Soudanais, une partie des Somalis, les Gallas, les Yémenis et surtout les Égyptiens. Ces pèlerins, au retour d'un pèlerinage contaminé, peuvent répandre une épidémie le long de tout le littoral de la mer Rouge et notamment en Égypte.

La troisième catégorie — provenant d'au delà du canal de Suez — comprend : les Turcs, les Syriens, les Marocains, les Algériens, les Tunisiens, les Tripolitains, les Boukhariotes, les musulmans du Caucase ou de Crimée, et ceux des îles de la Méditerrance. A leur retour, ces hadjis peuvent importer une épidémie dans tout le bassin méditerranéen puisqu'ils retournent à Tanger, Oran, Alger, Philippeville, Tunis, Tripoli, Beyrouth, Smyrne, Salonique, Constantinople, Odessa, Batoum, Trébizonde, etc.

Les caravanes prennent les routes suivantes :

1° La caravane de Damas-Syrie suit la voie de mer de Constantinople jusqu'à Beyrouth ; là, elle débarque, prend la voie de terre et traverse les localités suivantes : Damas, Muserib, Katram el Hasa, Ma'an, Medauara, Dar el Hadji, Tebuk, Maadam, Dar el Hamra, El Ala, Hedich, El Melelih, Médine, El Gobbe, El Durridje, Essefine, Dariba, et enfin arrive à la Mecque. Le parcours s'effectue en un mois environ ;

2° La caravane de Bagdad et de Perse se forme à Bagdad un mois avant les fêtes et s'engage dans le désert, passant par Musseyeb, Kerbella, Nedjef[1], pour arriver ensuite à Haïl, dans le Djebel Chamar; elle se confond là avec la caravane de ce pays et continue à travers le désert jusqu'à la Mecque ;

3° La caravane du Nedjd se forme à el Riad, traverse le désert et vient rejoindre la route de la précédente à El-Sed ;

4° La caravane de l'Assyr et du Yémen a son point d'origine à Sana et passe par Chamar, Saade, Dabban, Ibl, Ragdan et Taïf, où elle séjourne quelques jours pour gagner ensuite la Mecque ;

5° Des divers points du désert arrivent encore

---

1. Ces deux dernières villes sont des villes saintes pour les musulmans Chiites qui sont presque tous Persans ; c'est pourquoi une partie de ces pèlerins à l'aller ou au retour prend la voie de terre afin de les visiter. Cependant beaucoup — surtout maintenant — se rendent d'abord dans ces deux villes proches de Bagdad et retournent ensuite s'embarquer à Bagdad, puis à Bassorah.

quelques petites caravanes de Bédouins peu nombreuses.

Pérégrinations des pèlerins dans le Hedjaz. — Tous
les hadjis qui arrivent par mer débarquent soit à
Djeddah soit à Yambo; en effet les uns vont à Médine
de suite, c'est-à-dire avant les fêtes de la Mecque,
tandis que les autres ne s'y rendent qu'après. Il résulte
donc de la fantaisie de chacun des pèlerins ou de leur
commodité plusieurs combinaisons d'itinéraires qui
ont pour résultat immédiat de causer — pendant
deux mois avant et après les fêtes — un double courant constant de voyageurs entre Médine, la Mecque,
Djeddah et Yambo. De même, au départ, les pèlerins s'embarquent à Djeddah ou à Yambo suivant
le moment où ils se sont rendus à Médine.

Le meilleur itinéraire est celui qui a été étudié pour
les pèlerins français et qui leur est imposé : il est à
la fois le moins coûteux, le moins dangereux, le moins
fatigant et le plus rapide. Ces pèlerins débarquent
d'abord à Yambo et vont de suite à Médine par caravanes; le trajet — aller et retour — exige environ
douze jours, la durée du séjour est de huit; de telle
sorte qu'ils sont de retour au bout d'une vingtaine de
jours à Yambo où leurs navires les ont attendus. Les
pèlerins s'embarquent à nouveau et en quelques
heures ils arrivent à Djeddah. De là ils se dirigent
vers la Mecque, assistent aux fêtes et redescendent de
suite à la côte où les navires les reprennent. Cet
itinéraire a — entre autres — un énorme avantage :
le choléra, quand il apparaît, éclatant toujours à la
Mecque au moment de la terminaison des fêtes et
envahissant bientôt le Hedjaz en entier, presque immédiatement nos pèlerins sont soustraits du milieu
contaminé, et ne voyagent pas parmi des caravanes
infectées.

Les pauvres, les enfants, les vieillards, les femmes, les infirmes. — Les pauvres — on ne saurait trop le répéter — sont la plaie du pèlerinage musulman ; dénués de tout, obligés de coucher en plein air, harassés par les divers parcours faits souvent à pied, ils deviennent bientôt une proie facile pour les épidémies. Il faut les avoir entendus — dès leur arrivée à Djeddah — crier leurs invocations en parcourant les rues, attendant de la charité publique une nourriture composée de détritus sans nom ; il faut les avoir vus mourant de soif absorber gloutonnement quelques gouttes d'une eau malpropre abandonnée depuis plusieurs jours au fond d'une gargoulette ; il faut avoir remué — comme on le fait dans les lazarets — ces amas de loques sordides qui forment tout leur bagage, pour se rendre un compte exact de leur état de misère.

Établir le nombre des pauvres est chose facile, grâce aux statistiques de l'administration sanitaire de l'empire ottoman : nous considérerons comme pauvres ceux qui ne peuvent acquitter les taxes sanitaires et surtout le droit de débarquement qui est minime.

Le nombre moyen des pauvres passés par le lazaret de Camaran — de 1887 à 1902 — c'est-à-dire pour les pèlerins du sud, est le suivant [1].

Malais et Javanais	0,85 p.	100
Indiens et Afgans	20,88	—
Persans et golfe Persique	29,13	—

La statistique officielle du pèlerinage de 1902 [2] nous donne un exemple de la répartition des pauvres par

---

1. Ces chiffres, comme tous ceux relatifs au lazaret de Camaran, sont extraits de l'étude statistique et épidémiologique du lazaret de Camaran (1887 à 1902), par le Dr Borel, *Revue d'Hygiène*, 1903.
2. Mouvement général du pèlerinage du Hedjaz, 1901-1902.

nationalité pour les provenances du Nord et la mer Rouge :

Boukhariotes	16,44	p. 100
Sujets russes	14,15	—
Hadramoutes et Mascate	91,47	—
Somalis	49,21	—
Soudanais	53,28	—
Marocains	23,47	—
Algériens et Tunisiens	1,63	—
Egyptiens	17,42	—
Pèlerins des diverses régions de l'empire ottoman	44,71	—

Nous avons donc d'une part — en faisant la moyenne — 16,95 p. 100 des pèlerins du Sud qui n'ont pu acquitter les droits de lazaret de Camaran et d'autre part 34,64 p. 100 des autres pèlerins qui, en arrivant au Hedjaz, étaient incapables de payer un droit peu élevé d'environ deux francs.

Il est remarquer que parmi les hadjis provenant des pays où le pèlerinage a été réglementé, les pauvres sont en infime proportion ; par contre, dans les pays où subsiste la liberté du pèlerinage, ils sont en grand nombre. Je ferai seulement le rapprochement suivant :

Malais et Javanais	0,85	p. 100	pauvres
Algériens et Tunisiens	1,63	—	—
Ottomans	44,71	—	—

Un pèlerinage total comprend donc 25,78 p. 100 de pauvres, c'est-à-dire que dans un pèlerinage moyen de 45.000 individus nous aurons environ 12.000 indigents.

Les enfants, au-dessous de sept ans, se répartissent parmi les pèlerins du Sud de la façon suivante :

Malais et Javanais	6,70	p. 100
Indiens et Afgans	5,20	—
Persans et golfe Persique	3,90	—

Pour les autres pèlerins, la moyenne de ces mêmes enfants est de 3,40 p. 100. Ce sont les hadjis les plus pauvres qui ont avec eux le plus d'enfants en bas âge; voici quelques exemples :

Hadramoutes .	91,47 p. 100 pauvres.	17,53 p. 100 enfants.
Soudanais . . .	53,28 —	—	10,56 —	—

En résumé — pour ce même pèlerinage moyen — nous aurons environ 2.200 enfants au-dessous de sept ans.

Le nombre des *femmes* ne peut être indiqué que pour les pèlerins venant du Sud :

Malais et Javanais.	18,20 p. 100
Indiens et Afgans	24,20 —
Persans et golfe Persique	9,30 —

Nous aurons donc une moyenne de 12 p. 100 de femmes. De telle sorte qu'aux 12.000 pauvres et aux 2.200 enfants viendront encore s'ajouter 5.400 femmes, c'est-à-dire que sur un pèlerinage de 45.000 hadjis nous en avons déjà certainement 19.600 — bien près de la moitié — qui sont des individus faibles et partant rapidement mis par les fatigues et les privations en état de moindre résistance.

Mais à ce premier nombre il faut en ajouter un autre — impossible celui-là à évaluer et cependant très élevé — : c'est celui des vieillards. Ainsi il n'est pas rare de voir à bord d'un navire, provenant de Java surtout, cent personnes très âgées sur huit cents pèlerins.

De même des infirmes ayant confiance dans la miséricorde divine, comme dans tous les pèlerinages à quelque religion qu'ils appartiennent, se pressent en foule vers le Hedjaz : je me rappelle avoir vu une vieille Boukhariote impotente et d'au moins quatre-vingts ans qui avait fait tout le pèlerinage sur le dos de son fils pour venir mourir enfin — au retour — au lazaret de Clazomènes.

On peut affirmer — sans crainte d'être taxé d'exagération — que près des deux tiers des pèlerins — à un titre quelconque — sont des êtres affaiblis par l'âge, la misère ou les infirmités.

Mortalité des pèlerins pendant le pèlerinage. — Les statistiques publiées chaque année par les soins du service sanitaire montrent qu'il existe une différence considérable entre le nombre des pèlerins arrivés par voie de mer et celui des partants après les fêtes. Cette différence est naturellement encore plus élevée lorsque le choléra apparaît au Hedjaz.

M. le Dr Vaume, ayant constaté le fait, cherche à l'expliquer ainsi[1] :

« 1° Plus de 10 p. 100 meurent;

« 2° Les caravanes de Syrie et de Djebel-Chamar sont généralement plus fortes au départ qu'à l'arrivée;

« 3° Beaucoup de pèlerins restent dans les *médressés*[2] de la Mecque et de Médine;

« 4° De nombreux retardataires s'en vont dans le courant de l'année par petits groupes et ne figurent pas sur les registres du service sanitaire. »

Je ne crois pas cette explication entièrement exacte. Quelques caravanes sont peut-être plus fortes au retour qu'à l'aller, mais, par contre, d'autres sont moindres; il est compréhensible que pour des pèlerins dont beaucoup manquent d'argent ou dont les forces sont épuisées, il est préférable de prendre la voie de mer quand ils le peuvent, tout au moins pour une partie de leur parcours, d'autant plus qu'ils ont toujours l'espoir d'obtenir à Djeddah un billet gratuit.

1. Dr Vaume. Rapport au Conseil supérieur de santé de Constantinople, 1891.

2. Les *médressés* sont des écoles religieuses.

Quant au nombre de ceux qui demeurent dans les médressés, et qui, par conséquent, disparaissent des contrôles de retour, je le crois compensé par le départ de ceux qui, restés l'année précédente, profitent, pour regagner leurs foyers, des navires venus pour le nouveau pèlerinage. D'ailleurs, s'il en était autrement, la population des villes du Hedjaz augmenterait constamment, alors qu'elle demeure stationnaire ; une telle augmentation portant sur des sujets étrangers serait connue des consuls résidant à Djeddah.

Ces disparitions, — quelles qu'en soient les causes, — s'élèvent à un total élevé ; les exemples suivants suffiront à le démontrer :

Un des anciens consuls anglais de Djeddah raconte [1] que de 1885 à 1892, sur 91.493 pèlerins venus des Indes, 31.137, — soit plus du tiers, — n'ont pas reparu.

En 1889, M. le Dr Vaume [2] note que sur 48.000 hadjis, 11.000 ne sont pas repartis.

En 1899, sur 36.642 pèlerins, 8.600 ne reviennent pas.

De 1900 à 1902, 145.444 hadjis débarquent au Hedjaz, et 45.145 sont absents au moment du départ.

On peut évaluer qu'au moins 25 p. 100 des pèlerins disparaissent pendant leur séjour au Hedjaz, et sur ce nombre 20 p. 100 meurent. Il faut ajouter encore le chiffre de ceux qui décèdent pendant les voyages d'aller et de retour, à bord des navires, chiffre élevé suivant les dires du chirurgien général Cuningham qui l'a recherché [3].

Mais je n'ai parlé jusqu'à présent que des années où le pèlerinage n'amène point avec lui d'épidémies : le total des disparitions est alors plus grand.

1. Conférence de Paris, 1894.
2. Dr Vaume. Rapport au Conseil supérieur de santé de Constantinople, 1889.
3. Conférence de Paris, 1894.

Pendant l'épidémie de 1893, M. le Dr Karlinski[1], envoyé par le gouvernement autrichien, suivit les pèlerins étape par étape, en dehors du Hedjaz, bien entendu, et il évalue ainsi leur mortalité :

En Arabie . . . . 30 p. 100
A Djeddah . . . . 17 —
Avant le séjour au lazaret de El Tor . . . . . 4 —
Pendant le séjour au lazaret de El Tor . . . . 7 —
Pendant le séjour au lazaret de Clazomènes. 1 —

Soit, au total, 59 p. 100 de décédés; il est vrai d'ajouter que cette épidémie fut exceptionnelle, même pour le Hedjaz. Cependant, dans une épidémie ordinaire de choléra, 40 p. 100 des pèlerins disparaissent : en 1891, sur 46.000 pèlerins, 21.000 ne sont pas revenus.

En un mot, on peut dire que, suivant les années, de 25 à 40 p. 100 des hadjis ne reviennent pas; il n'y a jamais eu, je crois, d'opération de guerre qui se soit terminée par un pareil total de pertes.

Pèlerinage au point de vue économique. — Je voudrais ici fournir quelques renseignements d'ensemble sur le mouvement d'affaires créé par le pèlerinage du Hedjaz, en montrant le total des sommes dépensées par les pèlerins et la répartition approximative de ces dépenses; il ne s'agira ici que des frais faits par les hadjis à partir du port d'embarquement, ceux des voyages antérieurs étant impossibles à évaluer; de même, il ne saurait être question des dépenses supportées par ceux qui viennent en caravanes.

Je prendrai comme type un pèlerinage moyen de 45.000 hadjis, se décomposant entre les diverses races ainsi que je l'ai indiqué plus haut.

1. Conférence de Paris, 1894.

Les gouvernements hollandais, français, autrichien et égyptien exigeant de leurs pèlerins la présentation d'une somme d'environ 1.000 francs, on peut donc admettre — *a priori* — que c'est celle nécessaire pour effectuer le pèlerinage, et que, par conséquent, tous les pèlerins la possèdent. Certes, je n'ai pas la prétention de dire que tous les pèlerins ont 1.000 francs à leur disposition, mais, par contre, les Javanais, les Malais, les Boukhariotes et même les Persans ou les Indiens sont tous ou presque tous riches et dépensent beaucoup plus que cette somme, étant donné qu'ils séjournent souvent trois et quatre mois au Hedjaz.

Pour un pèlerinage tel que celui que j'ai fixé comme type, la dépense moyenne par pèlerin sera d'environ 1.000 francs, et le total de 45.000.000 de francs.

Une grande partie de cette somme reviendra d'abord aux compagnies de navigation. Les Javanais et les Malais paient leur billet 250 francs; pour les Indiens, le voyage sera de 80 roupies, et celui de retour de 60 seulement, soit en moyenne 230 francs; on viendra du golfe Persique pour 125 francs, et on y retournera pour 75 francs, soit 200 francs en tout; le voyage de l'Algérien ou du Tunisien lui coûtera 250 francs; les Turcs et les Syriens iront et reviendront pour 200 francs environ; le Boukhariote est à l'heure actuelle celui qui dépense le plus en frais de transport, et il lui faudra débourser au moins 400 francs; les Égyptiens, par contre, ne paieront guère que 130 francs.

Il faut ajouter qu'un assez grand nombre de pèlerins, — surtout parmi les Turcs et les Syriens, — viendra gratuitement et qu'un plus grand nombre retournera de même; mais il est néanmoins certain que plus de 10.000.000 de francs resteront pour un tel pèlerinage entre les mains des diverses compagnies de navigation [1].

La plus grande dépense des pèlerins sera ensuite celle de la location des chameaux; les évaluations les plus modestes estiment que dans une caravane effectuant les parcours dans le Hedjaz on doit compter deux chameaux pour trois pèlerins; or, la location d'un chameau pour toutes les pérégrinations du pèlerinage revenant à environ 250 francs, il se dépensera en ce seul mode de locomotion environ 7.500.000 francs chaque année. Je ne compte pas là dedans, bien entendu, les pourboires à donner aux Bédouins chameliers, pourboires qui, au dire des pèlerins eux-mêmes, sont élevés, fréquents et impossibles à refuser sans courir le risque de se voir abandonner par son guide comme le fait s'est produit quelquefois.

Le service sanitaire nous intéressant particulièrement il faut voir quelles sont les sommes qui lui seront versées par les pèlerins :

Les 23.000 hadjis, venant d'au delà de Bab-el Mandeb, passeront par le lazaret de Camaran : les Malais y paieront environ 6 francs, les Indiens acquitteront une taxe double, soit 12 francs, les pèlerins du golfe Persique ne débourseront que 2 francs. Ces diverses sommes sont calculées au prorata de la durée du séjour fait au lazaret. Mais beaucoup parmi ces pèlerins se déclareront pauvres et la caisse sanitaire ne recevra pas plus de 160.000 francs.

Sur les 45.000 pèlerins débarquant au Hedjaz 80 p. 100 solderont, au profit du service sanitaire, le droit dit *toprak parassi* [2] qui est de 2 francs; de ce

---

1. C'est d'ailleurs l'évaluation faite par les agents de ces compagnies.

2. *Toprak parassi*, littéralement argent du sol, c'est-à-dire droit de débarquement payé par tous ceux qui entrent au Hedjaz ou au Yémen.

chef une nouvelle somme de 72.000 francs sera
encaissée.

Enfin au retour les pèlerins passant par la Turquie
et ceux y rentrant donneront aux lazarets de Beyrouth
ou de Clazomènes un dernier appoint d'environ
30.000 francs.

Ces divers chiffres réunis, constituent un total de
262.000 francs versés par les pèlerins dans les caisses
du Conseil supérieur de santé, et je ne comprends
pas ici les droits payés par les navires amenant les
pèlerins, subissant les quarantaines avec eux ou
stationnant dans les ports.

Au retour les hadjis rentrant dans le Nord —
22.000 dans l'exemple actuel — acquitteront au lazaret
de El Tor un droit fixe d'une dizaine de francs, soit
220.000 francs. Mais à ce moment du retour beaucoup
n'ont plus d'argent et tous ne peuvent pas payer
surtout une taxe aussi élevée; il sera même nécessaire
de pourvoir à la nourriture d'un grand nombre d'entre
eux.

Chacun des passages des pèlerins en un endroit
quelconque laisse sur la place une somme considérable. Ainsi, lors de l'embarquement et du débarquement par *samboucks*[1] des hadjis à Djeddah il est
dépensé annuellement 225.000 francs environ; or étant
donné qu'il n'y a pas plus de cent soixante barques
pour effectuer ce service et que la valeur de chacune
d'entre elles ne dépasse certainement pas 1.200 francs,
on voit que tous les ans cette valeur est entièrement
amortie par le fait seul du pèlerinage. On pourrait prévoir avec un peu de bonne volonté un autre mode de
débarquement plus rapide et surtout plus économique
pour le pèlerin.

1. *Sambouck*, embarcation à voile en usage dans la mer Rouge.

A Djeddah encore nos 45.000 hadjis paieront chacun un droit de passeport de 1 fr. 50, d'où une nouvelle somme totale de 67.500 francs. Ceux qui sont sujets étrangers acquitteront des taxes de valeur différente à leurs consulats respectifs.

En additionnant les diverses dépenses énoncées ci-dessus nous trouvons déjà un total de 18.300.000 francs soldés par les pèlerins; il ne leur reste donc plus que 26.000.000 de francs sur l'argent qu'ils ont emporté, soit environ 550 francs par tête pour tous les autres frais; si l'on songe que les hadjis sont absents pendant trois mois de leur pays, qu'ils voyagent dans une région où tout se paie et très cher, même le peu d'eau indispensable pour ne pas mourir de soif au désert, on voit que cette somme n'a rien d'exagéré et que les évaluations auxquelles je viens de me livrer sont — en moyenne — très proches de la vérité.

Le pèlerinage donne lieu en outre à quelques transactions commerciales : les Malais, les Javanais et les Indiens apportent des soieries, les Persans font commerce de tapis, de turquoises, de pierres précieuses, la caravane du Nedjd vend des chevaux, les caravanes de l'Assyr et du Yémen trafiquent sur le café, les chevaux, les ânes et les mulets; mais en général ce négoce est assez restreint et va en diminuant, la Mecque ayant perdu beaucoup de son importance commerciale ancienne.

Cet exposé n'a qu'un but, c'est de montrer que le pèlerinage crée au Hedjaz un énorme mouvement d'affaires. Il serait donc facile, avec un bon adminis-trateur, de régler toutes les questions d'hygiène concernant ce vilayet.

CHAPITRE IV

LA VILLE DE DJEDDAH

Description de Djeddah. — Bazars. — Cafés arabes. — Quartiers. —
Habitants de Djeddah. — Commerce. — Climatologie. — Maladies
régnantes. — Habitations des pèlerins. — Cabinets d'aisance. —
Propreté de la ville. — Hôpitaux. — L'eau à Djeddah. — Mortalité.

Description de Djeddah. — La ville de Djeddah est
située sur la côte asiatique de la mer Rouge par
21°28′6″ de latitude nord et 34°13′45″ de longitude
orientale. Chaque année, de 30 à 60.000 pèlerins
traversent la ville par groupes variant de trois à
sept mille.

Djeddah est construit sur un ancien fonds marin et
repose sur une couche d'eau saumâtre enfermée entre
les coraux qui forment le squelette de la côte; ces
coraux sont eux-mêmes recouverts d'une couche de
sable dont l'épaisseur varie suivant les endroits.

La ville, entourée de murailles de toutes parts,
forme un trapèze dont la grande base est parallèle au
littoral de la mer.

Le port est mauvais, rempli d'écueils, d'abord difficile, à peine balisé, pas éclairé; les navires de tonnage moyen mouillent à deux milles de la côte et les
plus gros à 4 milles au moins : aménagé, ce port serait
cependant très bon.

Les rues sont irrégulières et étroites; les maisons
serrées les unes contre les autres sont hautes, mais
peu larges; leur façade est en général tournée du côté
de la mer afin de recevoir — quand il y en a — un

peu de brise. Elles sont surmontées de terrasses sur lesquelles la population couche pendant l'été; les fenêtres sont fermées avec des panneaux en bois plein, — la vitre étant inconnue — et quelquefois, de plus, elles sont entourées de grillages : le tout rend la circulation de l'air et de la lumière des plus difficiles. Ces maisons sont pour la plupart mal construites; les maçons arabes ignorant complètement la ligne droite, l'angle droit et les parallèles, leurs bâtiments ne sont jamais d'aplomb. Les matériaux sont la pierre du pays cimentée avec une sorte de mortier, le tout relié par des entre-toises en bois; mais comme le mortier est peu solide, il n'est pas rare, pendant une grande pluie, qu'il se ramollisse sous l'action de l'eau : la maison s'écroule alors sur ses habitants.

Il n'y a aucune végétation.

Bazars. — Le bazar ou marché arabe commence à l'entrée de la ville et la traverse presque en entier dans sa plus grande largeur; il se compose d'une rue large de cinq à six mètres, recouverte d'un toit en planches grossières; le long de cette voie se pressent les échoppes où les marchands arabes viennent s'accroupir tout le jour, attendant le chaland — le pèlerin en l'espèce — pour lui vendre des articles qui, presque tous, sont de provenance européenne. Un second bazar — sis parallèlement au premier mais tout petit — est réservé aux ventes à l'encan : il est en effet habituel de vendre aux enchères tout ce que les pèlerins ont abandonné après leur départ ou laissé après leur décès; il n'est pas rare non plus de voir le pèlerin demeuré sans argent vendre ses effets ou même ses provisions.

Un autre bazar, réservé plutôt à la vente des graïns, est situé tout en haut de la ville, auprès de la porte de la Mecque.

Enfin, quelques boutiques, groupées en divers

endroits, forment encore autant de petits bazars où
viennent s'approvisionner de denrées courantes les
habitants de chaque quartier.

Cafés arabes. — Une mention spéciale doit être faite
des cafés arabes : il y en a beaucoup et de grands ; ils
sont pour la plupart situés en plein air avec une
petite partie voûtée et n'ont pour tout matériel que des
canapés grossiers : c'est là que se réunissent tout le
jour et même une partie de la nuit les habitants de
la ville et les hadjis ; ils y prennent du café ou du thé,
y fument de nombreux narghilés en tenant de longues conversations où s'entre-croisent tous les idiomes
du globe. Les pèlerins pauvres qui ne savent où coucher s'emparent, le soir venu, de ces canapés et y dor-
ment jusqu'au lendemain matin, à l'heure de la prière.

Quartiers. — La ville est divisée en trois grands
quartiers appelés : Chami, Mazloum et Yémen ; le tout
comprend 2.604 locaux divers : maisons — hoches[1]
— boutiques.

Habitants de Djeddah. — La population de Djeddah
est d'environ 20.000 habitants, qui se répartissent au
point de vue des diverses races de la façon suivante[2] :

Hadramoutes	4.200
Indiens et Afgans	2.000
Takrouris	800
Boukhariotes	100
Yémenis	300
Assyr	400
Somalis	100
Soudanais, Abyssins, Zanzibarites	3.500
Djeddaouis (Arabes du Hedjaz)	3.600
Egyptiens, Turcs, Syriens	5.000
Européens	30

1. *Hoches*, sorte de grands dépôts dans lesquels on emmagasine les
marchandises ; aux étages supérieurs et dans les cours logent les
pèlerins.

2. Cozzonis. Rapport au Conseil supérieur de santé de Constantinople, 1898.

On voit — par l'énumération précédente — que les habitants de Djeddah forment un mélange des races les plus diverses vivant côte à côte. On y rencontre, en quelque sorte, le résumé des différents peuples venant en pèlerinage et dont quelques échantillons sont demeurés là, espérant faire prospérer un commerce quelconque. Mais comme ils se marient entre eux, sans souci des croisements, il existe une infinité de types intermédiaires difficiles à classer. L'infiltration du sang nègre surtout est déjà très sensible : « Le recrutement continu des négresses esclaves importées du Soudan constitue un danger sérieux pour la race arabe qui ne peut que perdre à ces mélanges; le vrai Djeddaoui n'existe presque plus, et, parmi ceux qui restent, la majeure partie est issue de mères noires. » Ainsi s'exprimait autrefois M. le Dr Vaume.

Bon nombre des habitants de race noire sont encore esclaves, surtout parmi les femmes; il est difficile d'en indiquer le chiffre, mais c'est une chose certaine que le commerce d'esclaves se fait encore au Hedjaz[1].

Ils sont employés par leurs maîtres aux travaux de force : ce sont eux qui forment les équipages des samboucks, déchargent les navires et transportent les pèlerins.

On a souvent parlé du fanatisme tout particulier des habitants de Djeddah et de ceux du Hedjaz en général. Je ne crois pas qu'il faille exagérer la portée de ce sentiment; certes, les Arabes sont attachés à leur religion, personne ne saurait le nier, mais les explosions de fanatisme — et surtout la plus récente — sont bien plutôt suscitées par la crainte qu'ils ont

---

1. Pendant un séjour de dix mois que j'ai fait au lazaret de Camaran, une douzaine d'esclaves échappés y sont venus pour se faire libérer.

de voir diminuer le nombre des pèlerins, lorsqu'ils
apprennent que les puissances européennes veulent
prendre, à leur sujet, des mesures restrictives. Toute
diminution de ce nombre étant pour eux une perte
sensible, c'est donc leur commerce et leurs moyens
d'existence qu'ils entendent surtout conserver.

Commerce de Djeddah. — On importe à Djeddah —
en grande partie à destination de la Mecque — du
blé et du riz, venant des Indes et de Bassorah; des
cotonnades de Bombay, d'Angleterre et beaucoup
maintenant des États-Unis d'Amérique; du sucre,
venant autrefois d'Autriche et actuellement d'Égypte;
du tombeki[1] et des tapis embarqués à Bender-Bouchir; du pétrole provenant de Batoum et de New-
York.

La recette de la douane de Djeddah s'élève à environ 1.000.000 de francs par an; étant donné que
dans l'empire ottoman toutes les marchandises —
quelle que soit leur nature — paient indistinctement
8 p. 100 *ad valorem* de droits d'entrée, la somme des
importations à Djeddah, à destination de la Mecque,
serait donc de 12.500.000 francs par an.

Le commerce d'exportation va toujours en diminuant : on exporte une très petite quantité de gomme
arabique provenant du Hedjaz; la nacre ne fait plus
l'objet que d'un petit nombre de transactions, la plus
grande partie passant maintenant par Massaouah qui
a su détourner ce commerce à son profit. Autrefois,
Djeddah était en quelque sorte le dépôt central de tous
les produits de la région du Haut-Nil qu'on y appor-
tait. Mais, depuis l'établissement de villes européennes
sur la côte de la mer Rouge, — Aden, Djibouti, Massaouah, — et surtout depuis l'extension toujours crois-

---

1. *Tombeki*, sorte de tabac que l'on fume dans le narghilé, et qui
n'est soumis qu'en partie aux droits de régie.

sante de Souakim, le commerce d'exportation de
Djeddah a considérablement périclité et disparaîtra
totalement dans un avenir prochain.

Il n'y a aucune industrie.

Le seul vrai commerce de la ville est celui du
pèlerinage; elle en vit, on peut dire, exclusivement.
On s'approvisionne et on travaille seulement en vue
du pèlerinage; tout le monde est plus ou moins agent
de navire, courtier, mutaouf, logeur; tous sont intéressés à la venue d'un grand nombre de pèlerins et à
leur séjour prolongé : peu de pèlerins est un vrai
désastre pour le Djeddaoui, comme pour tout le Hedjaz,
d'ailleurs.

Climatologie. — Le climat de Djeddah est chaud et
humide; la température moyenne de l'année est de
$+ 30°6$ pendant le jour et de $+ 28°5$ pendant la nuit.

Les extrêmes observées pendant une année sont
de $+ 44°$ et de $+ 16°$.

La moyenne pendant les mois de juillet, août et
septembre est de $+ 35°$ avec seulement un degré de
moins pendant la nuit.

Dans cette même saison, l'hygromètre varie de 70 à
92 degrés.

Maladies régnantes. — Les maladies infectieuses
sont les plus communes à Djeddah : fièvre typhoïde,
dengue, embarras gastrique fébrile; la variole, importée par les Bédouins du désert ou par les pèlerins,
a causé quelquefois des épidémies presque aussi meurtrières que celles de choléra et plus redoutables que
celles de peste; la septicémie puerpérale est fréquente;
les maladies de l'appareil respiratoire sont assez rares.
Par contre, les affections de l'appareil digestif et du
tube intestinal sont des plus communes, elles sont
dues surtout à la mauvaise qualité de l'eau potable :
gastrites, entérites, dysenteries, diarrhées des enfants

ou des adultes se rencontrent journellement. Les adultes indigènes sont rarement tuberculeux. Les maladies du foie, — congestions, hépatites, — sont nombreuses. Les rhumatismes chroniques ayant pour cause l'humidité de l'air et du sol sont fréquents. Les affections oculaires — surtout les kérato-conjonctivites et toutes leurs complications — ravagent la population. Il n'y a ni lèpre ni gale; la syphilis est relativement rare, par contre la blennorragie existe souvent.

Une question controversée est celle de savoir s'il y a du paludisme à Djeddah. Pour ma part personnelle, je crois que les cas de fièvre paludéenne qui se manifestent en ville sont tous d'importation et relèvent d'infections contractées en d'autres pays. Il n'y a dans Djeddah, comme moustiques, que des *culex pipiens*, c'est-à-dire ceux de l'espèce domestique, vivant auprès de l'homme ainsi que la mouche — cette autre plaie du Hedjaz — et impuissants à propager l'infection paludéenne [1].

Habitations des pèlerins. — Les maisons où habitent les pèlerins — pendant leur séjour — sont situées, soit à l'entour du bazar, soit dans la partie sud de la ville; elles ne se distinguent d'ailleurs nullement des autres n'ayant pas été construites dans ce but spécial. Elles se composent de séries de chambres sises aux étages supérieurs ou de magasins situés au rez-de-chaussée, dans lesquels viennent s'entasser les pèlerins ayant chacun à leur disposition un espace des plus restreints. Avec beaucoup de peine on arrive à les faire blanchir une fois par an, et laver sommairement quelquefois, mais, la plupart du temps, elles sont de la plus grande saleté et exhalent une odeur repous-

1. L'examen et la détermination de ces moustiques ont été pratiqués par M. le Dr Sergent, préparateur à l'Institut Pasteur.

sante, surtout quand les arrivages de pèlerins se succèdent à courts intervalles. Les propriétaires de ces maisons en tirent cependant un fort gros revenu et on pourrait les astreindre à certaines mesures de propreté. D'ailleurs, il est impossible — même avec des améliorations quelconques — de pouvoir admettre, comme devant servir au logement de pèlerins, des habitations construites sur un semblable plan : encombrement, malpropreté, manque d'air et de lumière, tous les défauts des habitations non hygiéniques y sont accumulés. Celles de la Mecque et de Médine sont exactement dans le même état.

Cabinets d'aisances. — A chaque étage des maisons de Djeddah se trouve un cabinet d'aisances et quelquefois deux : il se compose d'un réduit, très souvent sans autre clôture qu'un mince rideau; le sol est formé d'une sorte de conglomérat de chaux et de sable — appelé *tap-tap* — simplement percé d'un trou qui s'abouche avec le tuyautage de descente. Celle-ci s'effectue dans un creux ménagé à la surface de la muraille et fermé — sur la face antérieure — avec ce même mortier. Si l'on ajoute que les musulmans font leurs ablutions dans la partie vide du cabinet, on voit que tous ces matériaux s'imprègnent rapidement d'humidité, conservent une mauvaise odeur constante, se lézardent bientôt et laissent quelquefois écouler les matières fécales à l'étage inférieur.

La fosse est dans le sous-sol et n'est pas étanche; lorsqu'il faut procéder à sa vidange, on l'ouvre simplement au ras de la maison, dans la rue; à côté on creuse un trou dans lequel des noirs — spécialement préposés à ce travail — viennent vider les matières fécales extraites de la fosse. L'opération terminée, on la referme, on bouche le trou creusé si bien que, ce système étant pratiqué depuis la fondation de la ville,

celle-ci est construite maintenant sur un amoncelle-
ment d'immondices qui n'ont jamais été transportées
au dehors.

Propreté de la ville. — Malgré tout, Djeddah est une
ville relativement propre pour une ville arabe; mais
il ne faut pas confondre cette propreté relative avec
de l'hygiène. Certes, Djeddah est balayé — dans ses
rues centrales tout au moins — à peu près tous les
jours quand il n'y a pas de fêtes; les ordures ména-
gères sont presque toutes enlevées, et c'est là — en
pays arabe — un résultat énorme. Une dizaine de
brouettes centralisent en certains endroits les immondices recueillies dans le bazar et les rues, elles sont
ensuite enlevées et emportées par cinq à six petits
tombereaux au delà des murs.

Mais il y a dans le mode d'opérer un gros défaut :
le balayage fait à sec — et pour cause — soulève des
nuages de poussière qui, dans le bazar, retombent
sur les denrées alimentaires mises en vente. En outre,
la surveillance de la propreté est abandonnée à la
municipalité qui, disposant de peu de fonds, cherche,
autant que possible, à économiser des journées de
travail[1].

Si au début du pèlerinage la propreté est relative,
au second passage des pèlerins revenant de la Mecque
il n'en est plus de même. A ce moment, tous les hadjis descendent en masse pour s'embarquer, la plupart
manquent d'argent et personne ne se soucie plus alors
de les loger; ils errent à travers la ville, mendiant,
campant dans les rues, jetant partout les détritus
de leurs maigres repas, faisant leurs besoins à n'importe quel endroit. En temps d'épidémie, la situation

---

1. D'après un rapport de M. le Dʳ Stiépovich (1888), les recettes
municipales de la ville de Djeddah s'élèveraient à 1.460.441 piastres,
soit environ 300.000 francs.

devient encore plus critique, les malades, faute d'hôpital, se traînant dans les rues, y mourant même.

Hôpitaux. — Lors de la Conférence de Paris, Tur khan-bey, délégué ottoman, avait promis que l'hôpital de la Charité, sis à Djeddah, serait agrandi et répondrait désormais aux nécessités du pèlerinage. Malgré ces promesses, cet hôpital est toujours demeuré dans le même état. C'est une mauvaise masure d'un seul rez-de-chaussée, adossée aux murailles de la ville, ne prenant air que par des fenêtres étroitement grillagées, et ayant comme annexe une sorte de construction en nattes : le tout permet à environ vingt-cinq malades de ne pas mourir dans la rue.

En cas d'épidémie, l'administration sanitaire utilise trois baraques sises non loin de son office, et qui rivalisent avec le précédent hôpital pour le manque de matériel et d'entretien. Il n'y a jamais eu de lits dans ces baraques, les infirmiers y sont inconnus, et je les aurai suffisamment décrites en indiquant que — en dehors des époques où elles sont en usage — elles servent d'écuries aux habitants de leur voisinage.

Non loin de l'hôpital civil se trouve l'hôpital militaire; celui-ci, — bien que rudimentaire, — est mieux installé, mais, comme il ne reçoit que des soldats, nous n'avons pas à nous en occuper.

L'eau à Djeddah. — La question de l'alimentation en eau potable d'une ville étant une des plus importantes en matière d'hygiène, je l'étudierai spécialement en ce qui concerne Djeddah.

Depuis sa fondation la ville de Djeddah est alimentée par de l'eau de pluie recueillie dans des citernes dont un certain nombre sont situées dans les maisons des particuliers les plus riches et les autres à la périphérie de la ville.

Ces citernes ne sont pas publiques : l'une appartient

au gouvernement et sert à l'approvisionnement des troupes, les autres sont la propriété de quelques notables qui en tirent un revenu fort important.

Si ces citernes étaient propres, bien entretenues et si la quantité d'eau emmagasinée était suffisante, on pourrait admettre le système, à condition toutefois que les habitants prissent la précaution de stériliser par un procédé quelconque l'eau qui leur servirait de boisson. Malheureusement ces conditions essentielles manquent en l'espèce : les immondices de toutes sortes s'accumulent dans les citernes qui sont par conséquent sales; la pluie étant fort rare à Djeddah — elle peut faire défaut deux années de suite — la quantité d'eau par habitant ou par pèlerin peut devenir très minime, voire même tout à fait insuffisante à certains moments. A ces époques de disette le prix de l'eau est alors absolument inabordable.

Pour les Arabes la qualité de l'eau semble chose indifférente, il n'en est pas de même pour sa quantité ni surtout pour son prix : aussi a-t-on tenté à plusieurs reprises d'améliorer cette situation.

Il y a près d'un siècle[1] le Chérif Mussehat, de la famille des Devezid alors régnant à la Mecque, envoya comme vizir ou représentant à Djeddah son esclave noir Djumaa. Pendant deux années de suite il paraît que la pluie n'était pas tombée et les citernes risquant d'être à sec, Djumaa réunit une partie de la population, se mit à sa tête et alla creuser un des nombreux monticules qui précèdent la chaîne des montagnes à l'est de la ville, là où un peu de végétation semblait montrer un sol humide. Les efforts furent couronnés de

---

1. L'historique de cette question est emprunté aux nombreux rapports faits au Conseil supérieur de santé de Constantinople par MM. les Drs Cozzonis, Stiépovich, Vaume, Nicolaïdes, Yeronimakis et Pompouras.

succès, et l'on découvrit une source d'eau à laquelle fut donné le nom de Bir el Vizirieh Djumaa. On construisit à proximité un très grand réservoir où l'eau s'accumulait pour être transportée ensuite à la ville, par des chameaux; mais bientôt les propriétaires des citernes — frustrés de leurs bénéfices — se liguèrent entre eux et firent détruire tout le travail.

Il y a quelques années cette source fut de nouveau découverte et l'ancien vali du Hedjaz, Osman-pacha, voulut alimenter la ville au moyen de cette eau, mais canalisée. Au début des travaux il y eut encore une opposition très vive de la part des propriétaires de citernes, qui sont tous gens notables de Djeddah, voire même de la Mecque; ils essayèrent de faire détruire la canalisation par des Bédouins qu'ils payèrent à cet effet. Mais d'un côté les ordres venus de Constantinople étant des plus stricts, de l'autre, Osman-pacha ayant su se montrer énergique, tout le monde dut s'incliner.

Malgré tout la canalisation fut détruite; en 1887 de nouveaux travaux de réparation furent entrepris, et en 1888 Djeddah recevait encore une fois de l'eau.

L'analyse en fut faite à cette époque — au point de vue chimique — au laboratoire de l'Université de Leyde. Le résultat de cette analyse fut qu'en synthétisant les éléments de cette eau, on constatait qu'elle renfermait plus de 50 centigrammes de chlorure de sodium par litre, des sulfates de chaux, de potasse et de soude, ainsi qu'une très faible quantité de silicates et de nitrates.

La source était peu abondante et ne fournissait guère que 180 litres d'eau par minute, c'est-à-dire 8 litres par jour et par habitant. Le résultat obtenu n'était pas énorme, mais quelle que fût la teneur en éléments chimiques de cette eau, elle était toujours préférable à celle des citernes qui avait, en microbes, une teneur autrement importante. De la sorte les habitants de Djeddah étaient débarrassés de la tyrannie des marchands d'eau. Mais l'amélioration — si minime qu'elle fût — ne devait pas durer très longtemps et dès le mois de septembre 1888 tout était à refaire : la canalisation était encore une fois détruite, et les fameux propriétaires de citernes avaient reconquis le droit d'intoxiquer la population.

Les pèlerinages de 1890 et de 1891 ayant été infectés de choléra, l'attention fut de nouveau attirée sur la question de l'eau et le Conseil supérieur de santé fit encore une tentative auprès du gouvernement ottoman, tentative qui avorta d'ailleurs et même plus rapidement que les précédentes puisque rien ne fut essayé cette fois. Découragé, le Dr Vaume en fonctions à cette époque à Djeddah — 1892 — écrit alors à l'administration sanitaire : « Il vaut mieux ne pas insister sur cette question de l'eau, elle est délicate et quelque scandale pourrait en sortir[1]. »

Jusqu'en novembre 1892 il arrive cependant encore un peu d'eau, mais à partir de ce moment plus une goutte ne coule; et voilà Djeddah retombé sous le joug des marchands d'eau.

Enfin survient la grande épidémie de choléra de 1893, et M. le Dr Karlinski, accompagnant les pèlerins bosniaques, signale de nouveau la question à son gouvernement; qui plus est, ce rapport est présenté l'année suivante à la Conférence de Paris. Bonkowsky-pacha, un des délégués ottomans à cette Conférence, interrogé sur la question, promet que tout le nécessaire sera fait et ajoute même en terminant sa réponse[2] : « La ques-

1. Dr Vaume. Rapport au Conseil supérieur de santé de Constantinople, 1892.
2. Conférence de Paris, 1894.

tion de l'eau potable est aujourd'hui résolue à Djeddah. »

Cette affirmation a été lancée il y a près de dix ans : qu'a-t-on fait depuis ce moment? Dès le mois de mars 1895 — c'est-à-dire huit mois après la clôture de la Conférence — nous lisons ceci[1] : « Ce qui empêche l'exécution d'un aussi bon projet, c'est l'influence des propriétaires de citernes qui préfèrent emplir leurs poches que de laisser sauvegarder la vie de leurs semblables. »

De 1895 à 1898 on ne parle plus de la question de l'eau, elle semble enterrée; mais en 1898 la peste éclate à Djeddah et l'inspecteur général y est envoyé en mission. Dans son rapport[2] il rappelle l'historique précédent, et ajoute : « Les citernes recueillent avec l'eau de pluie les détritus et les immondices laissés par les pèlerins et les animaux autour des murs extérieurs de la ville. » Ce rapport n'eut pas plus de résultats que les précédents.

En 1899, les consuls résidant à Djeddah, émus de la continuation d'un état de choses aussi défectueux, se réunirent pour tenter une action commune auprès des autorités locales; une nouvelle idée fut émise : puisqu'on arrêtait l'eau du dehors amenée par des canalisations, il serait peut-être préférable d'en chercher dans l'intérieur de la ville en y creusant des puits.

Donc, en octobre 1900, deux mécaniciens envoyés de Constantinople se mettent à creuser le sol; un premier forage est pratiqué à environ quarante mètres du bord de la mer, mais ne donne aucun résultat. Un deuxième puits est alors creusé tout en haut de la ville, à côté de l'hôpital : à dix-sept mètres de profondeur et entre deux lits de pierre, on rencontre une eau légèrement

1. Dr Yeronimakis. Rapport au Conseil supérieur de santé de Constantinople, 1895.
2. Dr Cozzonis. *Idem*, 1898.

saumâtre. Trois autres, forés à environ deux cents mètres du second, ne fournissent rien : on revient à côté de celui-ci, on recommence à fouiller le sol et trois nouveaux puits entrent en fonction. Ils furent garnis intérieurement d'une tubulure en fonte — pour empêcher l'infiltration d'eau de mer — et surmontés de pompes Norton. Ensemble ils donnaient 3.600 litres à l'heure d'une eau légèrement saumâtre. Mais bientôt les pompes — à leur tour — furent détériorées pendant la nuit et constamment il fallait les envoyer en réparation à Suez. On retira alors la tubulure de fonte, on élargit les puits et on les réunit ensemble, n'employant plus pour le service qu'une seule pompe. Immédiatement des infiltrations d'eau de mer se produisirent et, à l'heure actuelle, ce puits unique donne difficilement 5.000 litres par vingt-quatre heures d'une eau impossible à boire.

Ce nouvel essai n'a donc pas été plus brillant que les précédents et la ville de Djeddah se trouve — au point de vue de l'eau potable — dans le même état qu'il y a cent ans. On ne boit à Djeddah que de l'eau de citerne immonde et d'un prix cependant très élevé : en temps normal elle revient à environ un centime le litre, et lorsque règne la sécheresse ou que les arrivants sont nombreux ce prix devient aussitôt double ou triple, au grand bénéfice des notables qui possèdent les citernes.

C'est là un point de première importance surtout à une époque où il est prouvé que l'eau, bien que ne contenant pas le vibrion du choléra, joue cependant un rôle prépondérant dans l'apparition de cette maladie si elle renferme d'autres microbes agissant par association ou favorisant le flux intestinal qui mettra l'organisme humain en état de moindre résistance.

Mortalité de Djeddah. — La statistique de la morta-

lité de Djeddah est dressée depuis environ dix ans par
les soins de l'office sanitaire; chaque décès donne lieu
à une déclaration accompagnée d'un certificat de médecin à la suite desquels il est délivré un permis
d'inhumer; ce permis est exhibé à la sortie de la
ville, les cimetières se trouvant en dehors des murs
d'enceinte.

Si le nombre des décès est connu de façon exacte
il n'en est pas de même des causes — surtout
en temps d'épidémie ou de pèlerinage. — En effet,
beaucoup meurent sans avoir été visités par un médecin ou cette visite n'a lieu qu'après le décès; les
femmes vivantes ou décédées sont rarement exami-
nées; enfin les autopsies sont impossibles; même le
simple prélèvement de matières destinées aux examens
bactériologiques est quelquefois si dangereux qu'on a
été obligé d'y renoncer. Les erreurs de diagnostic sont
donc fréquentes; le seul moyen possible pour calculer
les ravages d'une épidémie est le suivant que j'ai d'ailleurs employé : prendre le chiffre total des décès pendant la durée de l'épidémie, soustraire de ce chiffre
celui de la mortalité moyenne à la même époque de
l'année, le résultat de cette opération peut être considéré comme donnant assez exactement le nombre des
décès dus à l'épidémie. Quant au chiffre des cas
suivis de guérison, il est impossible à connaître.

Depuis 1897, la mortalité de Djeddah est divisée en
deux parties : d'un côté celle des habitants, de l'autre
celles des pèlerins de passage ; il devient facile de
connaître lequel de ces deux éléments est le plus
fortement atteint par les épidémies.

La mortalité des habitants de Djeddah — calculée
sur les six dernières années indemnes — est en moyenne
de 52 par mois; étant donné que la population est
d'environ 20.000 habitants, il y a donc à Djeddah une

mortalité de 32 p. 1000 par an en temps normal. La courbe de cette mortalité se maintient au-dessus de la moyenne pendant les six premiers mois de l'année pour passer ensuite au-dessous pendant les six derniers.

La mortalité des pèlerins ne peut être établie qu'en bloc pour la durée d'un pèlerinage et par rapport au nombre des arrivants. Calculée sur les trois derniers pèlerinages indemnes, elle donne une moyenne de 3,20 p. 1000. Si l'on considère que chacun des pèlerins de passage séjourne environ un mois à Djeddah, on constate que la mortalité des hadjis, dans la ville, correspond à peu près à celle des habitants, toujours en temps normal bien entendu.

CHAPITRE V

ORGANISATION SANITAIRE ACTUELLE
DU PÈLERINAGE MUSULMAN

L'organisation en général. — Défense du Hedjaz contre les pèlerins
arrivant du Sud. — Surveillance des pèlerins dans le Hedjaz. —
Défense de la Méditerranée contre les pèlerins revenant dans le
Nord.

L'organisation en général. — L'organisation sanitaire actuelle du pèlerinage musulman vise trois objec-
tifs différents :

D'abord on considère que les pèlerins arrivant du
Sud — c'est-à-dire de régions presque constamment
infectées — peuvent contaminer le Hedjaz par l'intermédiaire de malades ou d'effets ; pour obvier à ce premier danger on leur fera subir — avant leur entrée
dans les lieux saints — une période d'observation et
une désinfection ; c'est dans ce but qu'ont été créés les
lazarets de Camaran et d'Abou-Saad.

En second lieu une surveillance médicale sera exercée sur les pèlerins dans les différentes villes où ils
séjourneront au Hedjaz.

Mais, malgré les lazarets de Camaran et d'Abou-Saad,
le Hedjaz peut être quand même contaminé, et les
pèlerins dits du Nord rentrant dans le bassin de la
Méditerranée constitueront alors un danger sérieux
pour l'Égypte et l'Europe. Il y a donc un troisième
système de défense composé, en première ligne, du
lazaret de El Tor où se rendront d'abord tous les pèle-

rins venant du Hedjaz et, en seconde ligne, des divers lazarets de la Méditerranée.

En résumé, il existe à l'heure actuelle trois sortes de barrières sanitaires dressées sur la route des pèlerins arrivant ou repartant :

1° Défense du Hedjaz contre les pèlerins arrivant du Sud ;

2° Surveillance des pèlerins dans le Hedjaz même ;

3° Défense de la Méditerranée contre les pèlerins revenant dans le Nord.

Défense du Hedjaz contre les pèlerins arrivant du Sud. — L'île de Camaran où se trouve le lazaret du même nom est située près de la côte asiatique de la mer Rouge, à égale distance d'Aden et de Djeddah — soit 450 milles environ — et à 40 milles du port de Hoddeïdah.

L'île de Camaran a 34 kilomètres de long sur 15 de large environ ; elle est constituée par une émergence de madrépores sous-marins recouverts de sables ; il n'y a pas de végétation, à peine quelques rares palmiers rabougris. Sa population est de 2.500 habitants répartis en quatre villages dont le principal appelé Camaran est situé au fond d'une baie formant port dans laquelle peuvent pénétrer les bateaux de tonnage moyen. Les habitants font — pendant l'été — la pêche des perles ; ils travaillent en outre pour le lazaret.

Les navires accèdent au lazaret par un chenal situé au sud-est de l'île et la séparant du continent éloigné d'environ 4 milles ; cette entrée aurait besoin d'être balisée. Les gros navires qui amènent les pèlerins mouillent à un mille au large, entre l'île et la terre ferme.

Depuis de nombreuses années l'on agitait la question d'établir un tel lazaret dans la mer Rouge ; de 1867 à 1880 plusieurs commissions parcoururent la

région à la recherche d'un emplacement convenable.
L'île de Camaran fut enfin choisie, et, dès 1884, les
pèlerins commencèrent à y subir la quarantaine, mais
le fonctionnement normal du lazaret ne date guère
que de 1887, et je ne l'étudierai que depuis cette
époque, les archives antérieures faisant défaut.

De 1887 à 1902, le lazaret de Camaran a reçu
315.589 pèlerins se répartissant comme suit, par provenances :

  1° Malais et Javanais . . . . 42,00 p. 100
  2° Indiens 40,80   —
  3° Persans et golfe Persique. . . 17,20   —

En 1887, le lazaret ne comportait guère que quelques ariches[1] groupées en plusieurs campements où l'on
isolait les pèlerins pendant la période de quarantaine ;
aucune désinfection n'était alors pratiquée.

En 1891, les étuves à désinfection font leur apparition au lazaret et entrent en fonctionnement.

Enfin, en 1895, le Conseil supérieur de santé de
Constantinople résolut d'organiser complètement le
lazaret de Camaran : la première installation importante fut celle d'une machine à distiller l'eau. Jusqu'à
ce moment, les pèlerins ne buvaient, en effet, au
lazaret, d'autre eau que celle provenant des puits de
l'île et présentant les dangers communs à toutes
celles du Hedjaz : elle était saumâtre, et, au bout de
quelques heures de séjour dans les réservoirs, elle
contenait une quantité infinie de micro-organismes.

Un seul chiffre fera saisir la portée de cette réforme :
de 1887 à 1895, la mortalité des pèlerins, pendant leur
séjour au lazaret, fut de 3,37 p. 1000, tandis que

---

1. *Ariche*, sorte de construction grossière constituée d'une char-
pente en bois de palétuvier et recouverte de nattes tressées en feuilles
de palmier.

depuis la distribution de l'eau distillée elle n'est plus que de 1,04 p. 1000. Cette différence d'élévation de mortalité renferme à mon sens — ainsi que nous le verrons plus tard — toute l'histoire du choléra au Hedjaz.

L'installation d'une machine distillatoire ne fut pas la seule amélioration que l'on résolut d'apporter alors au lazaret ; on voulut sa réorganisation entière, une somme très forte fut votée et les travaux commencèrent.

Malheureusement l'œuvre fut entreprise sans plan, sans idée directrice nettement déterminée et sans que personne de véritablement compétent se fût intéressé à ce travail cependant très coûteux.

Le résultat d'une semblable tactique ne tarda pas à être constaté : les constructions n'étant pas appropriées aux climats chauds ne répondirent point au but cherché ; établies sans qu'aucune statistique ait été auparavant dressée, elles furent ou trop grandes, ou trop petites, ou trop nombreuses et disséminées sur un terrain trop vaste [1] ; les communications furent rendues longues, — chose fort pénible en un pays tropical ; — enfin, les crédits accordés furent notablement dépassés sans que rien ait été terminé et sans qu'il fût seulement possible d'installer intérieurement ce qui était déjà construit.

Mais les fonds ainsi gaspillés par le Conseil supérieur de santé de Constantinople, bien que sortant de la caisse sanitaire, ne représentaient qu'une avance faite au gouvernement ottoman qui doit effectuer, à ses frais, toute construction nécessaire au service sanitaire. La surveillance et le contrôle des dépenses ayant été — pour Camaran — abandonnés à ce Con-

---

1. Le lazaret de Camaran est éparpillé sur une plaine de sables longue de 6 kilomètres et large de 1 kilomètre.

seil, composé en majorité de représentants des puissances étrangères, celles-ci se trouvent donc aujourd'hui en situation délicate vis-à-vis de la Porte ottomane qui leur demande compte de ses deniers dépensés en pure perte.

Il vaut mieux faire le silence autour de cette aventure dont le Conseil et sa caisse sont sortis tous deux amoindris.

Laissant de côté ces considérations d'ordre particulier, j'aborderai maintenant la description du lazaret. Il se compose essentiellement de six divisions ou campements échelonnés sur 5 kilomètres du rivage de l'île et pouvant contenir, les unes cinq cents, les autres mille pèlerins.

Dans chaque division sont groupées un certain nombre d'ariches dans lesquelles logent les pèlerins pendant leur internement. Trois maisons en maçonnerie — de plan semblable — servent, l'une d'habitation au médecin, l'autre de logement pour les pèlerins riches, et la troisième d'hôpital ; ce dernier ne contient d'ailleurs aucun lit, ni aucun matériel hospitalier quelconque. On trouve en outre dans chaque campement un réservoir pour l'eau distillée destinée à la boisson, un bâtiment servant de cuisine, et un réservoir d'eau de mer pour le nettoyage des cabinets d'aisances alignés à la périphérie de la division dans la proportion de un cabinet pour trente-deux pèlerins.

Ces cabinets d'aisances sont du système suivant : réunis entre eux suivant la pente du terrain — d'ailleurs à peu près nulle — ils se déversent dans des fosses communes, à proximité desquelles arrive une voie ferrée ; sur celle-ci on fait avancer un wagon-tinette dans lequel le vide est pratiqué et les matières fécales y pénètrent par aspiration ; ensuite, au moyen de cette voie ferrée — à traction humaine — les wagons sont conduits à l'extrémité nord du lazaret où leur contenu est jeté à la mer. Je viens de décrire un fonctionnement théorique, car en pratique le tout n'a jamais pu marcher, et les pèlerins — ainsi que par le passé — se contentent comme lieux d'aisances de petits réduits construits sur pilotis le long de la mer, qui est heureusement proche de chacun des campements.

La désinfection des effets des pèlerins est pratiquée dans trois pavillons disposant chacun d'une seule étuve à vapeur sous pression; les objets qui ne peuvent supporter ce mode de purification sont aspergés *grosso modo* avec une solution phéniquée.

Les services généraux comprennent : l'appareil distillatoire (60 tonnes d'eau par vingt-quatre heures), une machine à glace, une briqueterie-tuilerie, un four à plâtre, un four à chaux, des bureaux, un magasin à charbon, deux pompes élévatoires d'eau de mer et des logements pour le personnel, logements insuffisants d'ailleurs.

Ce personnel se compose d'un médecin directeur, d'un directeur adjoint, de sept à huit médecins provisoires, d'un pharmacien, d'un mécanicien en chef, d'aides mécaniciens, d'employés de bureau, de gardiens et d'ouvriers de différents corps de métier.

Dans ce lazaret viennent subir la quarantaine tous les navires amenant des pèlerins provenant du Sud; exception est faite seulement pour les navires qui n'ont à leur bord que cinq pèlerins par 100 tonneaux de registre net, ils sont alors autorisés à se rendre à Djeddah et à déposer leurs passagers au lazaret d'Abou-Saad; ce dernier n'est donc, en quelque sorte, qu'une annexe de celui de Camaran.

Le lazaret d'Abou-Saad est placé à 4 milles au sud

de Djeddah, sur trois petits îlots de sable appelés Abou-Saad, Abou-Ali et Wasta ; chacun d'eux a, en moyenne, 200 mètres de long sur 150 de large.

L'île d'Abou-Saad contient : un bâtiment renfermant une étuve à désinfection, quatre maisons arabes pouvant recevoir chacune cent pèlerins et un logement pour le médecin ; l'approvisionnement d'eau douce est assuré par un appareil distillatoire (1 tonne par vingt-quatre heures) qui se trouve à bord du remorqueur : les cabinets d'aisances sont placés non loin du rivage et au-dessus de la mer. Sur le second îlot il y a une seule maison, le troisième n'a aucun bâtiment. Il n'y a pas d'hôpital et, à l'exception d'une pharmacie, aucun matériel pour le traitement des malades : pas même un lit.

Le personnel se compose : d'un médecin directeur, d'un chef désinfecteur, d'un employé de bureau et de quelques gardiens.

C'est avec un semblable lazaret qu'on a dû — en 1902 — pourvoir à l'isolement et à la désinfection de 21.625 pèlerins [1], alors que la même année le lazaret de Camaran n'en avait reçu que 17.729.

Surveillance des pèlerins dans le Hedjaz. — La surveillance sanitaire du Hedjaz est effectuée : à Djeddah par un inspecteur sanitaire et un inspecteur adjoint ; à la Mecque, à Médine et à Yambo, par un médecin sanitaire. En outre, chaque année, une mission composée de six médecins et pharmaciens musulmans se rend à la Mecque à l'époque du pèlerinage et accompagne les hadjis à l'Arafat et à Mouna.

La besogne de ce corps médical se borne seulement

1. Ces pèlerins étaient ceux ayant traversé l'Egypte alors contaminée de peste ; l'année suivante. l'Egypte étant encore contaminée, mais de choléra cette fois, une entente eut lieu entre le Conseil sanitaire de Constantinople et celui d'Alexandrie : les pèlerins subirent alors la quarantaine et la désinfection au lazaret de El Tor.

à prévenir lorsqu'apparaît une épidémie. La prophylaxie est en effet une chose inconnue au Hedjaz,
étant donnée l'hostilité des habitants, hostilité contre
laquelle, d'ailleurs, on ne prend aucune mesure.

**Défense sanitaire de la Méditerranée contre les
pèlerins revenant dans le Nord.** — Au moment de
leur départ — soit par Djeddah, soit par Yambo — les
pèlerins sont embarqués sur les navires qui les attendent, et, autant que possible, suivant la quantité fixée
par le certificat de mesurage de chacun de ces navires.
Puis aussitôt ils se dirigent vers le lazaret de El Tor.

Celui-ci est situé presque à l'extrémité sud de la
péninsule du mont Sinaï, au bord de la mer. Le long
du rivage sont disposés trois grands pavillons de
désinfection renfermant chacun plusieurs étuves, des
bains-douches et des bacs pour la désinfection chimique des objets. On y accède par trois appontements
aux extrémités desquels les pèlerins sont amenés
par des embarcations remorquées au moyen d'une
chaloupe à vapeur.

La désinfection s'opère et pendant ce temps les pèlerins subissent une visite individuelle : les malades
atteints d'affections communes sont dirigés sur les
hôpitaux, les contagieux sur une section spéciale et
les autres sur un des vingt campements disposés en
éventail autour des bâtiments de désinfection.

L'eau distribuée est amenée de la montagne par
une canalisation. Le lazaret est muni du téléphone,
de la lumière électrique et d'une voie ferrée à traction mécanique.

Le personnel se compose : d'un médecin directeur,
d'un médecin chargé du service des hôpitaux, de plusieurs médecins divisionnaires, d'un pharmacien,
d'employés, d'infirmiers, de gardiens et d'ouvriers.

Le lazaret de Tor n'est pas terminé; une partie des

campements n'est pas encore pourvue à l'heure
actuelle de maisons en maçonnerie, mais son achève-
ment ne demandera plus que peu de temps. Tel qu'il
est — et surtout tel qu'il sera bientôt — ce lazaret
peut être considéré comme un modèle du genre. L'entreprise, minutieusement étudiée d'abord par le Conseil sanitaire maritime et quarantenaire d'Égypte, a
reçu ensuite l'impulsion personnelle du Dr Ruffer,
président de ce Conseil, homme tout ensemble compétent et énergique. Ce travail honore à la fois, et ceux
qui l'ont conçu, et ceux qui l'ont exécuté; lorsque
l'on connaît ces deux lazarets de Tor et de Camaran,
on ne peut s'empêcher de mettre en parallèle l'œuvre
des deux Conseils d'Alexandrie et de Constantinople,
et la comparaison est loin d'être à l'avantage de ce
dernier.

L'extension toujours croissante des chemins de fer
de la Haute-Égypte, reliés à ceux du Soudan, fera
bientôt de Souakim un port important dans le service
du transport des pèlerins. Le Conseil d'Alexandrie a
donc fait construire à proximité de cette ville un
nouveau lazaret, afin d'éviter aux navires le voyage
jusqu'à Tor. Je ne connais pas ce nouvel établissement et ne saurais donc en parler; mais étant conçu
sur les mêmes principes que celui de Tor, il répondra
certainement au but cherché.

Nos pèlerins — retour du Hedjaz — ont donc maintenant traversé la première ligne de défense sanitaire;
reconnus indemnes ils arrivent à l'entrée du canal de
Suez, où ils subissent une nouvelle visite; puis ils traversent le canal et enfin se dispersent en Méditerranée
dans des directions diverses. Mais chacune des puissances qui va les recevoir sur son territoire les envoie
d'abord dans un lazaret où ils subiront une dernière
désinfection, voire même une dernière quarantaine.

Les Marocains vont à l'île Mogador[1]; les Algériens et les Tunisiens au lazaret de Matifou; les Syriens à celui de Beyrouth; les Turcs à celui de Clazomènes, dans la baie de Smyrne; enfin les pèlerins de sujétion russe ou passant par la Russie se rendent à Théodosie, en Crimée.

Tel est, dans ses grandes lignes, le système de défense sanitaire et du Hedjaz et de l'Europe. J'en étudierai plus tard les points faibles, mais je tiens à faire constater d'ores et déjà que le golfe Persique n'est nullement protégé contre le retour des pèlerins, et que rien n'est fait contre les caravanes. Si presque toutes accomplissent dans le désert un parcours suffisant pour amener l'extinction d'une épidémie, par contre, celle du Yémen ne traverse que des régions habitées. Tout choléra du Hedjaz est suivi, à brève échéance, d'un choléra du Yémen et du golfe Persique.

---

1. Cette île ne présentant pas les conditions nécessaires pour l'établissement d'un lazaret et surtout étant trop éloignée, une commission internationale — réunie en 1901 — a proposé comme lieu de quarantaine la pointe de Malabata, à l'est de la baie de Tanger.

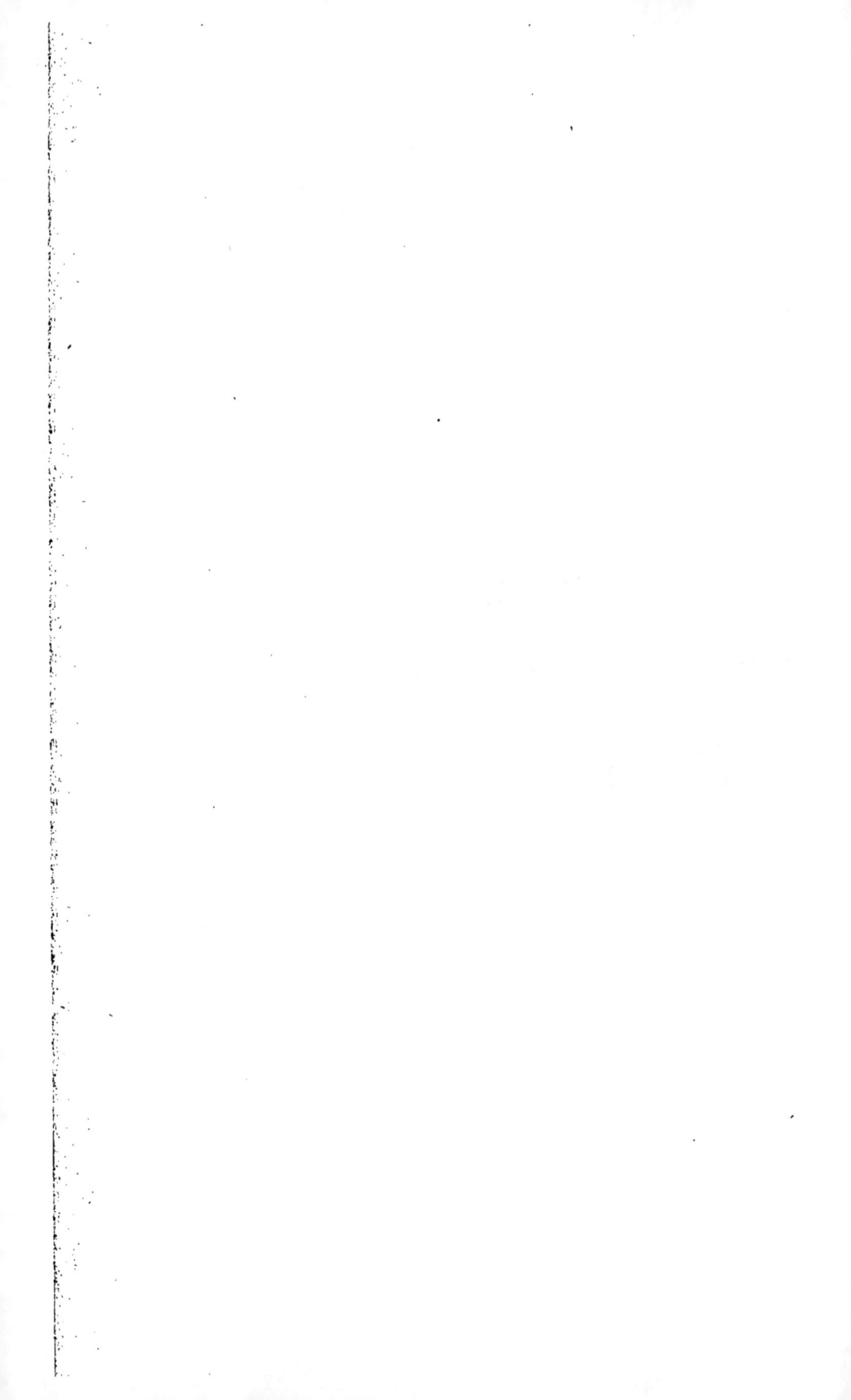

DEUXIÈME PARTIE

LE CHOLÉRA ET LA PESTE AU HEDJAZ

CHAPITRE PREMIER

LE CHOLÉRA AU HEDJAZ

Historique du choléra au Hedjaz. — Lois régissant les épidémies de choléra en général et modes suivant lesquels leur action s'est exercée au Hedjaz. — Historique du choléra au lazaret de Camaran. — Conclusions qui découlent de l'historique du choléra au lazaret de Camaran.

Historique du choléra au Hedjaz. — Cet historique et les recherches qui en découlent embrassent seulement la période s'étendant de 1860 à 1902 ; les documents certains manquent en effet pour l'étude des épidémies antérieures.

Durant ce laps de temps de quarante-deux ans le choléra s'est manifesté treize fois au Hedjaz, à savoir : en 1860, 1863, 1864, 1865, 1872, 1877, 1881, 1882, 1890, 1891, 1893, 1895 et 1902.

Lois régissant les épidémies de choléra en général et modes suivant lesquels leur action s'est exercée au Hedjaz. — L'étude des épidémies de choléra, en général et en quelque lieu qu'elles se manifestent, a fait constater que leur éclosion est favorisée par cinq facteurs principaux qui sont : la chaleur, l'encombrement, l'état de moindre résistance des individus, l'état économique de la région infectée et enfin la nature de l'eau consommée dans cette même région.

Les épidémies de choléra du Hedjaz — comme les autres — ont été certainement soumises à l'action de ces différentes lois; mais il faut rechercher les modes propres au pèlerinage suivant lesquels ces actions générales se sont exercées au Hedjaz. Cette détermination doit éclairer d'un jour nouveau l'épidémiologie de ce pèlerinage et partant sa prophylaxie.

Démontrer l'action de la *chaleur*, c'est-à-dire des saisons chaudes, sur les épidémies de choléra n'est plus chose à faire, mais la façon spéciale dont cette action s'exerce au Hedjaz — bien que son étude ait été négligée jusqu'à présent — est des plus curieuses et des plus instructives.

En parlant de l'époque à laquelle doit être effectué le pèlerinage[1] j'ai fait remarquer que les musulmans suivant l'année lunaire, leurs fêtes religieuses subissent chaque année une avance de onze jours sur le calendrier solaire, de telle sorte que, en un cycle de trente ans environ, elles auront eu lieu successivement durant les diverses saisons.

Or ce qui frappe tout d'abord dans l'historique des épidémies de choléra du Hedjaz, c'est l'existence de deux périodes pendant lesquelles le choléra s'est montré à l'occasion de presque tous les pèlerinages annuels. Ces deux périodes s'étendent de 1860 à 1865 et de 1890 à 1895 : trente années les séparent l'une de l'autre et pendant chacune d'entre elles les fêtes ont été par conséquent célébrées en la même saison.

En consultant le tableau I sur lequel sont notées,

1. Voir page 12.

TABLEAU I. — Épidémies de choléra du Hedjaz.

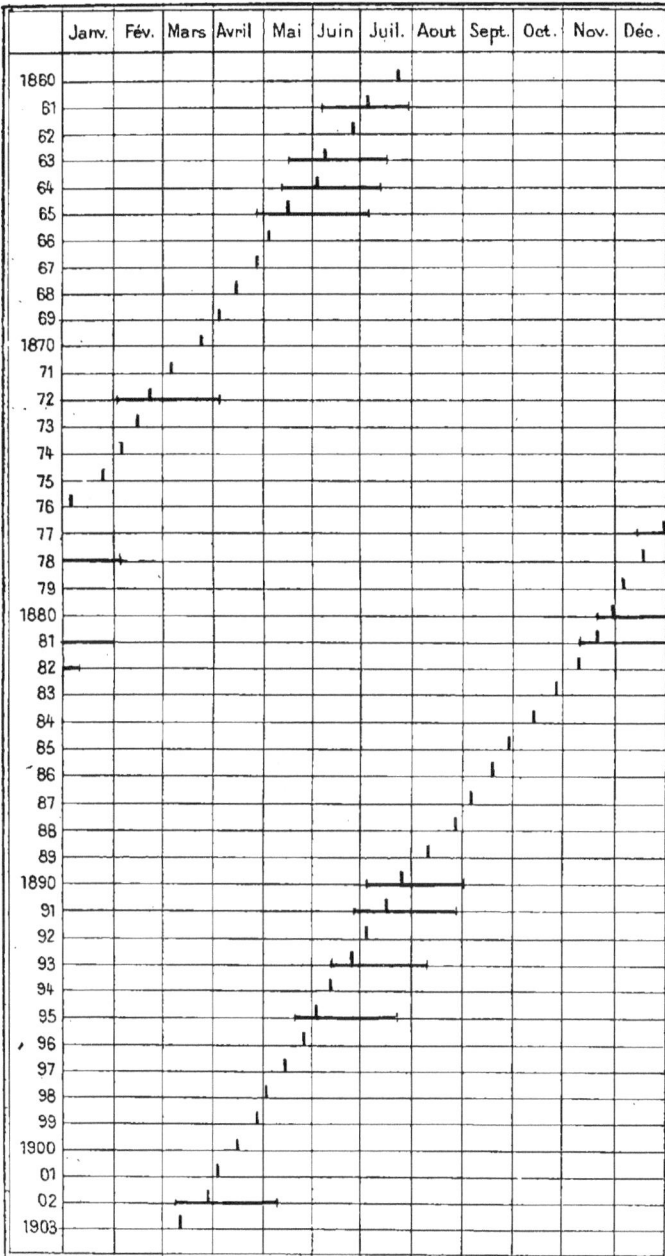

	Janv.	Fév.	Mars	Avril	Mai	Juin	Juil.	Aout	Sept.	Oct.	Nov.	Déc.
1860												
61												
62												
63												
64												
65												
66												
67												
68												
69												
1870												
71												
72												
73												
74												
75												
76												
77												
78												
79												
1880												
81												
82												
83												
84												
85												
86												
87												
88												
89												
1890												
91												
92												
93												
94												
95												
96												
97												
98												
99												
1900												
01												
02												
1903												

F. Borremans. Sc.

Légende :

▌ Date des fêtes musulmanes. ▬▬ Épidémies de choléra.

aussi exactement que possible, les dates des fêtes musulmanes de 1860 à 1903[1] on constate que : les fêtes s'accomplissant de mai à juillet, huit — sur treize des épidémies étudiées — se sont manifestées au Hedjaz.

D'où un premier fait important à retenir : les pèlerinages d'été sont beaucoup plus dangereux que les autres.

L'*encombrement*, considéré comme cause générale favorisant les épidémies de choléra, se produit au Hedjaz de deux façons différentes.

En premier lieu le nombre total des hadjis peut être plus ou moins élevé suivant les années; mais lorsque la date des fêtes de l'Arafat se trouve un vendredi, jour saint des musulmans, le pèlerinage est alors dit akbar, et, comme il est plus méritoire que les autres, les pèlerins y viennent nombreux[2].

Dans le tableau II est indiqué pour chaque année, de 1868 à 1903, le nombre des pèlerins débarqués à Djeddah[3]; on constate de suite que, sur les cinq épidémies écloses en dehors de la période estivale, trois se sont produites alors que le nombre des pèlerins débarqués excédait 50.000, et une alors que ce nombre atteignait 39.000.

Une seule épidémie — celle de 1882 — fait nettement exception à la double règle de la chaleur et de l'encombrement : mais elle ne fut pas d'importation maritime. En effet, l'année précédente, le choléra, ayant eu lieu

1. Les épidémies antérieures à 1860 et citées par M. le professeur Proust, dans son *Traité d'hygiène*, sont celles de 1835, de 1846 et de 1848; celle de 1835 eut lieu pendant l'été et les deux autres pendant l'hiver.
2. Exemple : Le pèlerinage de 1902, qui fut contaminé de choléra, était un akbar.
3. Le nombre total des pèlerins est plus élevé que celui des seuls débarquant à Djeddah; mais comme ces deux nombres sont en rapport constant, on peut prendre le second comme base pour l'évaluation de l'encombrement.

à la Mecque, avait été emporté dans le Yémen par les pèlerins à leur retour, et ce furent les hadjis qui, au

TABLEAU II. — Statistique des pèlerins débarqués au Hedjaz, de 1868 à 1903.

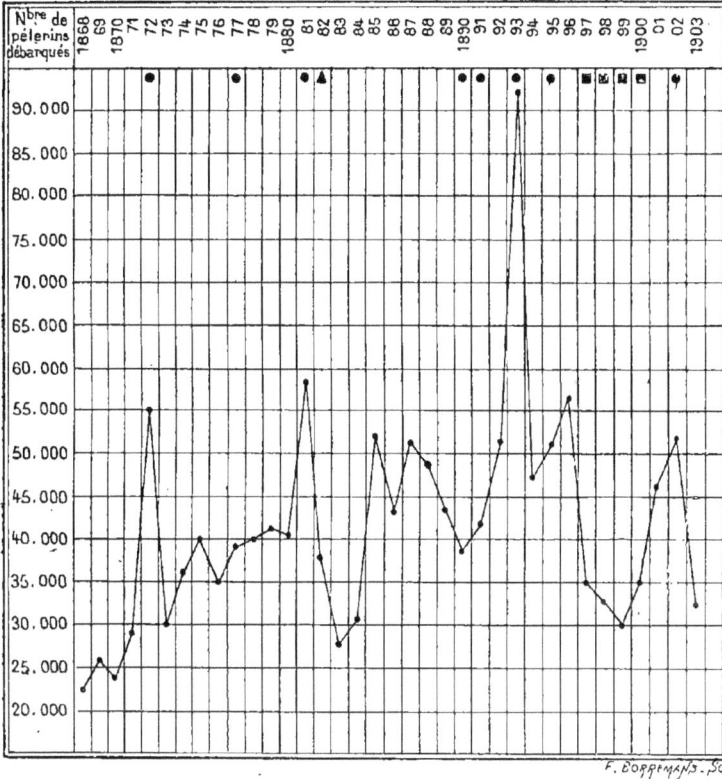

Légende :

● Épidémies de choléra du Hedjaz.
▲ Épidémie de choléra, retour du Yémen. ■ Épidémies de peste de Djeddah.

pèlerinage suivant, l'importèrent à nouveau. L'épidémie de 1882 n'est que la continuation de celle de 1881.

L'encombrement est encore dû à une autre cause : les pèlerins arrivés un certain temps avant les fêtes en profitent pour se rendre de suite à Médine, après un premier et court séjour à la Mecque. Il résulte de ce fait un mouvement constant d'individus entre les diverses villes du Hedjaz, mouvement qui maintient la masse totale répartie entre les différents centres sans qu'aucun soit jamais encombré. Quelques jours avant les fêtes, les derniers arrivages étant terminés d'une part, de l'autre tous les pèlerins disséminés dans le Hedjaz s'étant réunis dans la capitale, le maximum d'encombrement se produit alors à la Mecque. Le tableau I fait voir d'ailleurs que c'est toujours au moment du rassemblement final que le choléra éclate, et les archives des offices sanitaires montrent que c'est toujours à la Mecque — et non dans une autre ville — que l'épidémie se manifeste d'abord. Aucune exception à ces deux règles n'a eu lieu pour les treize épidémies mentionnées.

D'où cette seconde constatation : les pèlerinages nombreux — et notamment ceux dits akbar — fournissent une plus forte proportion d'épidémies que les autres.

L'état de moindre résistance des pèlerins — au moment de l'éclosion de l'épidémie — est mis en lumière par le tableau I : si les épidémies éclatent toujours lors de l'encombrement maximum, c'est aussi le moment où les hadjis sont le plus fatigués. En effet la plupart viennent d'accomplir de rudes pérégrinations à travers le Hedjaz et depuis de longs jours déjà ils sont en voyage.

Cet état de moindre résistance se manifeste d'abord chez eux par de nombreux cas de diarrhée. En 1881, MM. les Drs Noury-Bey et Wortabet[1] constatent, avant l'apparition du choléra, de multiples diarrhées chez les pèlerins. En 1891, M. le Dr Vaume[2] écrit : « L'état

---

1. Drs Noury-bey et Wortabet. Rapport au Conseil supérieur de santé de Constantinople, 1881.
2. Dr Vaume. Rapport au Conseil supérieur de santé de Constantinople, 1891.

sanitaire est bon, cependant on note parmi les pèlerins
une tendance à l'entérite catarrhale. » M. le Dr Stiépovich[1] attribue ces diarrhées soit à une consommation
exagérée de fruits verts — de pastèques notamment —
soit à la nécessité dans laquelle se trouvent beaucoup
de pèlerins de coucher dehors.

Je considère — pour ma part personnelle — cette
seconde cause comme plus importante que la première. En effet, en étudiant le tableau I, on voit que
si certaines épidémies ont eu lieu pendant la saison
chaude — exactement huit sur treize — les cinq
autres se sont toutes produites en hiver (novembre,
décembre, janvier, février). A aucun moment, depuis
quarante-deux ans, le choléra n'a éclaté au Hedjaz
dans les saisons intermédiaires de l'automne ou du
printemps.

Il est certain que pour des Indiens ou des Javanais,
— formant une grande partie du pèlerinage et provenant de régions à température toujours élevée, — le
fait de coucher dehors ou sous la tente avec seulement
+ 12 degrés peut amener chez eux des troubles intestinaux ; ces troubles deviendront bientôt une cause
favorisant singulièrement l'explosion et la propagation d'une épidémie.

Si le froid de l'hiver peut être considéré comme
une cause d'affaiblissement pour les pèlerins du Sud,
de même les très fortes chaleurs de l'été au Hedjaz
deviendront une autre cause d'affaiblissement pour
les pèlerins venant du Nord qui ne sont point accou-
tumés à cette température.

Le tableau I en indiquant que le choléra disparaît
du Hedjaz avec les pèlerins, le tableau VI en montrant la mortalité comparée par choléra des pèlerins

---

1. Dr Stiépovich. Rapport au Conseil supérieur de santé de Constantinople, 1888.

et des habitants de Djeddah[1], feront saisir nettement que les pèlerins seuls sont atteints de choléra au Hedjaz parce que seuls ils sont en état de moindre résistance[2].

Ainsi, lors de l'épidémie de 1902, la mortalité des habitants de Djeddah ne fut par mois que de 3,25 p. 1.000 en excédent de 0,75 p. 1.000 sur la moyenne mensuelle ordinaire, alors que celle des hadjis s'est élevée à 15,10 p. 1.000 dépassant la moyenne courante en temps de pèlerinage indemne de 11,90 p. 1.000.

Tous ces faits réunis prouvent donc que les pèlerins, mis en état de moindre résistance par les fatigues, les privations, les variations de température, sont facilement atteints par le choléra, alors que les habitants du Hedjaz, plus résistants, sont respectés par la contagion.

L'*état économique* d'une région — c'est-à-dire la misère, la disette, la famine, la sécheresse — exerce toujours une action sur l'apparition des épidémies de choléra ; cette action est au Hedjaz d'une importance secondaire, puisque le pays ne produit rien, et que la majorité des pèlerins emportent avec eux les provisions qui leur sont nécessaires pour le voyage et le séjour sous forme de riz, de farine, de poisson séché, etc. Mais cependant si la disette règne dans le Hedjaz, les chameaux meurent, leur location devient très onéreuse, le prix des denrées — qui ne peuvent plus être apportées de Djeddah — s'élève rapidement, si bien que les pauvres qui, eux, ne sont munis d'au-

---

1. Je prends comme exemple la statistique de Djeddah, n'ayant pas celle de la Mecque ; mais le fait est le même pour l'un comme pour l'autre.

2. Exception doit être faite pour l'épidémie de 1893, qui fut particulièrement meurtrière et qui, vers sa fin, n'épargnait personne.

cune provision, ne peuvent plus ni se nourrir, ni se faire transporter.

Voici ce qu'écrivait à ce sujet M. le Dr Vaume à la veille d'une épidémie de choléra[1] :

« (*3 janvier 1890*). Ce pèlerinage s'annonce sous les couleurs les plus fâcheuses... (*22 janvier*). Le temps des pluies est passé, la sécheresse persiste... (*6 février*). La situation du pays reste précaire, ce serait faire preuve d'imprévoyance que de regarder les choses avec quiétude : la sécheresse doit être considérée comme définitive, la misère augmente... (*20 février*). Certes, il y a du grain en abondance, plusieurs chargements sont arrivés ces jours-ci, il reste à trouver une chose : l'argent pour acheter le grain... »

Nous retrouvons donc au Hedjaz — comme partout ailleurs — l'action de l'état économique du pays sur l'éclosion des épidémies de choléra.

Lorsque l'*eau* consommée dans une région renferme — entre autres microbes — celui du choléra, une épidémie ne tarde pas à éclater.

L'eau du Hedjaz contient-elle le vibrion du choléra?

Si j'ai pu affirmer déjà que l'eau du Hedjaz est partout de mauvaise qualité, je n'ai pas voulu cependant faire entendre par là qu'elle contenait le vibrion cholérique : depuis longtemps, en effet, la preuve est établie que le choléra n'est pas endémique au Hedjaz et que, par conséquent, l'eau n'y saurait contenir son microbe à l'état permanent.

Toutefois, — et afin de mieux établir la réalité du fait, — j'ajouterai que si l'eau était primitivement contaminée le choléra n'éclaterait pas toujours à la Mecque et toujours à l'époque du pèlerinage ; de plus, les habitants consommant la même eau que les

1. Dr Vaume. Rapport au Conseil supérieur de santé de Constantinople, 1890.

pèlerins devraient normalement être atteints dans la même proportion qu'eux. Enfin, le choléra ne disparaîtrait pas régulièrement de chacune des villes, et du Hedjaz entier, après le départ des pèlerins qui, pour ainsi dire, l'emportent avec eux.

Par conséquent, si la qualité de l'eau potable du Hedjaz intervient dans l'éclosion des épidémies de choléra de cette région, son action n'est pas déterminante. Est-elle favorisante? Je l'étudierai ultérieurement.

Historique du choléra au lazaret de Camaran. — L'histoire du choléra au lazaret de Camaran est intimement liée à celle de ce même choléra au Hedjaz; il est donc nécessaire de les mettre toutes deux en parallèle.

Mais pour faire cet historique de façon logique, il faut le diviser en trois périodes bien distinctes. En effet, si, de 1860 à 1903, le Hedjaz n'a subi aucune modification au point de vue de son hygiène, par contre, le lazaret de Camaran, depuis sa fondation, a reçu des améliorations successives qui ont nécessairement modifié de façon notable la marche de ses épidémies de choléra.

La première période s'étend de 1887 à 1890 : elle est antérieure à l'installation des étuves à désinfection et de la machine à distiller l'eau; le lazaret n'était donc alors qu'un vaste campement où l'on se bornait à isoler les pèlerins avant de les débarquer à Djeddah et qui présentait des conditions hygiéniques en tout semblables à celles du Hedjaz.

La deuxième période — de 1891 à 1895 — est postérieure aux étuves à désinfection, mais le lazaret n'est pas encore muni de son appareil distillatoire; c'est le Hedjaz avec la désinfection en plus.

La troisième période — de 1896 à 1903 — est postérieure à la double installation des étuves et de la machine à eau ; le lazaret de Camaran, depuis cette époque, ne fait plus partie intégrante du Hedjaz au point de vue des conditions hygiéniques.

J'étudierai le choléra à Camaran successivement pendant ces trois périodes en donnant l'observation de chacun des navires dont les pèlerins ont présenté du choléra.

Première période. — 1. Le 4 juillet 1890, le navire *Deccan* — 1.223 pèlerins — venant de Bombay, et ayant eu en cours de route sept décès déclarés de choléra, se présente au lazaret. Trente-quatre autres décès avaient été en outre enregistrés sous les rubriques les plus diverses : il est certain que la majeure partie de ces derniers était due aussi au choléra ; cela fait un total de quarante et un morts pendant le voyage.

Les pèlerins demeurèrent internés au lazaret pendant cinquante-neuf jours et trente-quatre d'entre eux y moururent ; l'épidémie n'ayant pu être enrayée avant l'époque des fêtes de la Mecque, les pèlerins furent réexpédiés sur Bombay.

En résumé, les pèlerins du *Deccan* donnèrent :

    1° Mortalité en voyage . . . . . 32,52 p. 1000
    2° Mortalité au lazaret 27,81   —

Malgré que les pèlerins aient été repoussés, le choléra éclata à la Mecque.

II. Le 1er mai 1891, le navire *Sculptor* — 785 pèlerins — venant de Bombay, ayant eu quatre décès en cours de route, sans choléra, arrive au lazaret. Après six jours d'internement, le choléra se manifeste parmi les pèlerins ; ils demeurent isolés vingt jours, pendant lesquels dix d'entre eux meurent. Au bout de ce temps, le navire est renvoyé à Bombay.

Les pèlerins du *Sculptor* donnèrent :

  1° Mortalité en voyage . . . . .   5,00 p. 1000
  2° Mortalité au lazaret   12,86   —

Bien que ces pèlerins aient été repoussés, le choléra éclate quand même à la Mecque cette année-là encore.

Deuxième période. — III. Le 7 mai 1893, le navire *Knight of Saint John* — 1.054 pèlerins — venant de Bombay avec cinq décès en cours de route, sans choléra, mouille devant le lazaret. Deux jours après le débarquement des pèlerins, le choléra éclate parmi eux : vingt-cinq meurent. L'épidémie disparaît après trente et un jours d'isolement et plusieurs désinfections.

Le pourcentage donné par ce navire est donc :

  1° Mortalité en voyage . . . . .   4,74 p. 1000
  2° Mortalité au lazaret   23,71   —

Le choléra se manifeste la même année à la Mecque, mais avant que les pèlerins reconnus infectés aient quitté Camaran.

IV. Le 6 mars 1893, arrive le navire *Mohammedi* — 818 pèlerins — provenant de Bombay avec 3 décès en voyage, sans choléra. Deux jours après l'installation des pèlerins au lazaret le choléra se déclare parmi eux; leur isolement dura trente-neuf jours pendant lesquels 27 pèlerins moururent; des désinfections furent faites à plusieurs reprises et le navire partit ensuite pour Djeddah.

Les pèlerins du *Mohammedi* ont eu :

  1° Mortalité en voyage . . . . .   3,60 p. 1000
  2° Mortalité au lazaret   33,00   —

V. Le 25 mars 1895, le navire *Jubeda* — 1.046 pèle-

rins — vient de Bombay avec 3 décès en route, sans
choléra. Cinq jours après leur débarquement, les
hadjis sont atteints de choléra. Il y eut 42 décès, un
isolement de quarante-trois jours et plusieurs désinfections, puis le navire partit pour Djeddah.

L'épidémie du *Jubeda* a donné le résultat suivant :

1° Mortalité en voyage . . . . . 2,85 p. 1000
2° Mortalité au lazaret . . . . . 40,15 —

VI. Le 18 avril 1895, le navire *Hosseïnie* — 706 pèlerins — provenant de Bombay, sans décès en route et
partant sans choléra, se présente à Camaran. Six jours
après, ses pèlerins sont infectés de choléra. Seize
d'entre eux moururent, et après quarante-trois jours
le navire repartit pour Bombay, le moment des fêtes
musulmanes étant passé.

Il y a eu pour les pèlerins du *Hosseïnie* :

1° Mortalité en voyage 0
2° Mortalité au lazaret . . . . . 22,66 p. 1000

Avant que les hadjis des deux premiers navires
infectés fussent arrivés à la Mecque, le choléra y était
diagnostiqué cette même année.

Troisième période. — La troisième période ne contient aucune épidémie de choléra pour le lazaret de
Camaran. Par contre — en 1902 — il s'est manifesté
à la Mecque sans que — comme précédemment —
rien de suspect se soit produit dans le même temps
au lazaret.

**Conclusions qui découlent de l'historique du choléra
au lazaret de Camaran.** — On doit retenir de l'historique précédent plusieurs points.

Sur environ 400 navires ayant amené en dix-sept
ans 316.589 pèlerins au lazaret de Camaran, 6 seulement — portant 5.827 pèlerins — ont présenté du

choléra au lazaret avec une mortalité de 27,20 p. 1000[1].

Ces 6 navires provenaient tous de Bombay avec des passagers indiens.

Sur ces 6 navires un seul avait eu du choléra en cours de route ; aucun doute ne peut exister à ce sujet. En effet, ce bateau avait eu pendant le voyage une mortalité de 33,52 p. 1000 ; les 5 autres navires — entre Bombay et Camaran — avaient eu une mortalité moyenne de 3,24 p. 1000 ; or, ce chiffre est à peu de chose près celui observé à bord de tous les navires venant des Indes — exactement 2,83 p. 1000.

Ces 5 navires étaient, en apparence, indemnes au moment de l'arrivée[2], et le choléra ne s'est manifesté parmi leurs pèlerins que du troisième au sixième jour suivant leur débarquement.

Avant l'installation des étuves à désinfection à Camaran — c'est-à-dire pendant la période où les conditions du lazaret sont identiques à celles du Hedjaz — le choléra y éclate sans cause apparente et ne peut être enrayé.

Après l'installation des étuves au lazaret — c'est-à-dire pendant la période où les conditions hygiéniques de Camaran commencent à s'améliorer tandis que celles du Hedjaz demeurent toujours stationnaires — le choléra éclate encore sans cause apparente, mais on peut l'enrayer par la désinfection.

Après la double installation des étuves et de la machine à eau — c'est-à-dire lorsque les conditions hygiéniques de Camaran ne ressemblent plus en rien à celles du Hedjaz — le choléra n'éclate plus au lazaret

---

1. Tous les chiffres relatifs au lazaret de Camaran sont extraits de l'*Etude statistique et épidémiologique* déjà citée.
2. Toute idée de fausse déclaration des capitaines doit être écartée ; en effet, chaque navire est muni, par les soins du Gouvernement des Indes Britanniques, de la liste nominative des pèlerins présents à bord au départ.

mais il se manifeste à la Mecque, une seule fois — il est vrai — le fait n'en demeure *pas moins remarquable*. Les épidémies de choléra de Camaran — bien qu'ayant coïncidé avec celles de la Mecque — ne sauraient être considérées comme la cause de ces dernières.

Le choléra, après avoir fait son apparition à la Mecque, se propage bientôt dans différentes directions et dans un rayon plus ou moins étendu suivant les années. Deux grandes voies lui sont ouvertes : celle de terre par les caravanes, celle de mer par les navires. Nous allons le suivre le long de ces deux routes.

CHAPITRE II

RÉPERCUSSION DES ÉPIDÉMIES DE CHOLÉRA DU HEDJAZ SUR LES CONTRÉES OÙ RENTRENT LES HADJIS APRÈS LE PÈLERINAGE

Voies de propagation par terre. — Voies de propagation par mer. — Voie maritime du Nord.

Voie de propagation par terre. — Les caravanes quittant la Mecque, avant ou après les fêtes, ont plusieurs points de direction : les unes parcourent le Hedjaz; une autre, vers le Sud, regagne l'Assyr et le Yémen; enfin plusieurs, dans le Nord et dans l'Est, vont jusqu'en Syrie ou en Mésopotamie.

Les caravanes parcourant le Hedjaz se rendent à Djeddah, Médine où Yambo : elles contaminent ces trois villes dès le moment de leur arrivée; aucune exception n'a eu lieu pour les treize épidémies citées ici. Je donnerai les dates de ces contaminations successives — pour les cinq dernières épidémies — afin de montrer la rapidité de cette transmission.

Donc, chaque fois que le choléra se déclare à la Mecque, il est transporté de suite dans les autres villes du Hedjaz traversées par les pèlerins, et ce, par l'intermédiaire des malades qui se trouvent dans les caravanes. Il apparaît dans ces villes au moment de l'arrivée des hadjis et il en disparaît avec eux, comme du Hedjaz tout entier d'ailleurs. La durée moyenne des épidémies de choléra du Hedjaz est de deux mois environ.

VILLES CONTAMINÉES	DATES DES CONTAMINATIONS				
	1890	1891	1893	1895	1902
1. La Mecque.	17 juillet.	11 juillet.	16 juillet.	14 mai.	24 février.
2. Djeddah . .	24 juillet.	21 juillet.	19 juillet.	20 mai.	6 mars.
3. Médine. . .	4 août.	15 août.	6 août.	12 juin.	10 mars.
4. Yambo. . .	29 août.	29 août.	8 août.	28 juin.	1er avril.
Départ complet des pèlerins et disparition du choléra :	14 sept.	19 sept.	5 sept.	29 juillet.	8 mai.

La *caravane de l'Assyr et du Yémen* prend la direction du Sud aussitôt après les fêtes; sa route coupe un pays relativement fertile et partant assez habité. Aucune mesure prophylactique quelconque — désinfection ou isolement — n'étant appliquée contre cette caravane au départ de la Mecque, le choléra se propage rapidement le long du chemin parcouru par ces pèlerins, ainsi que dans le sens des diverses bifurcations qu'ils prennent pour regagner leurs foyers respectifs.

En résumé, toute épidémie du Hedjaz est suivie à bref délai d'une épidémie de choléra à rayon plus ou moins étendu envahissant l'Assyr, puis le Yémen.

Les dates des contaminations successives des principales bourgades ou villes du Yémen et de l'Assyr sont indiquées ci-dessous pour les épidémies de 1890, 1891, 1893 et 1902 [1].

1. Je n'ai pu retrouver ces dates pour l'épidémie de 1895; mais le fait de la contamination subséquente du Yémen a eu lieu pour elle comme pour les autres.

VILLES CONTAMINÉES [1]	DATES DES CONTAMINATIONS			
	1890	1891	1893	1902
1. La Mecque.	17 juillet.	11 juillet.	16 juillet.	24 février.
2. Doga	26 juillet.	»	»	»
3. Confoudah.	27 juillet.	15 sept.	»	4 juin.
4. Lith	29 juillet.	»	6 sept.	5 juin.
5. Loheya	»	»	18 sept.	»
6. Salif.	»	»	»	9 juin.
7. Hoddeïdah.	»	15 oct.	»	18 août.

La caravane de l'Assyr et du Yémen contamine donc régulièrement à son retour ces deux provinces, l'épidémie ne s'étendant jamais au delà de la région de Hoddeïdah, puisqu'elle rencontre ensuite le désert.

Les *pèlerins se dirigeant vers la Syrie, le Nedjd, le Djebel Chamar et la Mésopotamie* traversent au contraire des contrées de moins en moins habitées au fur et à mesure que l'on s'éloigne du Hedjaz. Ils n'importent donc le choléra que dans un rayon peu étendu et n'allant jamais au delà des oasis du Nedjd et du Djebel-Chamar. Les renseignements sur les épidémies antérieures étant incertains, je me bornerai à citer ceux relatifs à l'épidémie de 1902 que j'ai pu contrôler autant que faire se peut : de mai à septembre 1902 le choléra a ravagé le Nedjd; en octobre il persistait encore dans le Djebel-Chamar, m'ont affirmé des Bédouins de cette région.

En 1893, le choléra s'est élevé — sur la route de Syrie — jusqu'à Haybat, village situé à six jours de marche au nord de Médine.

1. On remarquera que les villes citées ici comme contaminées sont toutes des ports de la côte arabique : chacun de ces ports ayant un préposé sanitaire il est donc possible de connaître les dates des contaminations tandis que pour les villes de l'intérieur les renseignements sont toujours vagues.

En résumé, les caravanes de pèlerins peuvent transporter le choléra avec elles lorsqu'elles traversent des contrées habitées; mais par contre — dans le désert — le choléra s'éteint bientôt au milieu de ces mêmes caravanes. C'est le cas qui se présente heureusement pour celles qui rentrent dans le Nord et dans l'Est, c'est-à-dire en Syrie et en Mésopotamie où elles n'ont, jusqu'à présent, jamais transporté le choléra. Cette immunité durera tant qu'on ne substituera pas entièrement — ou même partiellement — dans le désert au mode de transport lent des caravanes un système de locomotion plus rapide.

Voies de propagation par mer. — La voie maritime offre aux pèlerins de retour quatre grandes directions différentes :

1° Direction de l'Extrême-Orient;
2° Direction du golfe Persique;
3° Directions diverses de la mer Rouge ;
4° Direction de l'Égypte et du bassin de la Méditerranée.

La *direction de l'Extrême-Orient* ne présente pas d'intérêt pour l'Europe ; le choléra pourra de la sorte retourner dans l'Inde, son pays d'origine. Mais la longueur de la traversée donnera à l'épidémie le temps ou de s'arrêter à bord du navire ou de s'y manifester de telle façon qu'elle ne saurait échapper au contrôle des autorités sanitaires lors de l'arrivée.

La *voie du golfe Persique* par contre est pour nous d'une grande importance : en effet, elle peut permettre à une épidémie de choléra — qui serait importée en Mésopotamie — de remonter, par le fleuve, jusqu'à Bagdad, Mossoul pour gagner ensuite et la Turquie d'Asie et la Turquie d'Europe.

Le danger est à considérer : en effet, toute épidémie de choléra du Hedjaz a été suivie jusqu'à présent d'une apparition de cette maladie dans une région quelconque du golfe Persique. Ci-dessous sont réunies les contaminations successives des divers points du golfe Persique résultant des dernières épidémies de la Mecque.

1890. Mésopotamie et Irak Arabi.
1891.   —   —
1893.   —   —
1895.   —   —
1902. Djask, Gwadar, Bender-Abbas.

Si les contaminations de Djask, Gwadar, Mascate, Bender-Abbas, Lingah ou Bender-Bouchir — qui sont entourés de déserts — n'ont qu'un intérêt relatif pour l'Europe, par contre celles de Mohammerah et de Bassorah sont des plus à redouter et pourtant rien n'est prévu — à l'heure actuelle — pour entraver leur possibilité.

Par samboucks ou par vapeurs un certain nombre de pèlerins regagnent les *divers points de la mer Rouge,* c'est-à-dire : Hoddeïdah, Souakim, Massaouah, Aden, Djibouti; ils ne paraissent pas, jusqu'à présent, avoir été cause d'épidémies tout au moins importantes et ayant pris de l'extension. Les uns sont surveillés à l'arrivée, ils cessent donc d'être dangereux; quant aux autres — surtout du côté de Souakim ou de Kosseïr — ils peuvent tenter de débarquer clandestinement pour regagner ensuite l'Égypte. En admettant que le fait se produise, il n'est pas à craindre; en effet, la distance à parcourir par terre, à travers des régions inhabitées, avant d'atteindre l'Égypte, est telle que le choléra s'éteindrait vite dans une caravane d'ailleurs forcément restreinte[1]. Il n'en serait plus de même le

1. C'est d'ailleurs l'avis de la Commission qui fut chargée, en 1902, de faire une enquête sur l'origine du choléra en Egypte.

jour où une voie ferrée se trouverait à proximité de ces deux ports.

Voie maritime du Nord. — Le retour des pèlerins vers le Nord — c'est-à-dire dans la direction de l'Égypte et du bassin de la Méditerranée — intéresse au plus haut point les puissances européennes : c'est cette route que suit d'ailleurs la moitié du pèlerinage [1].

Antérieurement à l'installation du lazaret de El Tor et au percement de l'isthme de Suez, les pèlerins arrivant du Hedjaz débarquaient directement à Suez. C'est de la sorte qu'en 1865 [2] plus de 15.000 hadjis, parmi lesquels de nombreux malades, arrivèrent dans ce port : l'Égypte entière fut rapidement infectée depuis ce premier point, et l'épidémie se propagea presque immédiatement dans une grande partie de l'Europe.

Ce n'est qu'à partir de 1893 qu'on peut étudier avec fruit la propagation du choléra depuis le Hedjaz jusqu'en Méditerranée. Le lazaret de El Tor existe alors, des contrôles sont ensuite faits en cours de route et aux divers points d'arrivée ; chiffres et documents peuvent donc être réunis sur le choléra tant à bord des navires que dans les lazarets.

En 1893, M. le Dr Karlinski [3] nous rapporte que la mortalité par choléra des pèlerins entre le Hedjaz et Tor fut d'environ 4 p. 100, qu'au lazaret même elle s'éleva à 7 p. 100. Malgré quarantaines et désinfections la mortalité par choléra continue après le départ de Tor, on la retrouve sur les navires et enfin dans les lazarets de la Méditerranée : le choléra se

---

1. En 1902, sur 52.000 pèlerins, 26.000 provenaient d'Egypte et de la Méditerranée.
2. Proust. *Traité d'hygiène*. Paris, 1902.
3. Karlinski. Rapport lu à la conférence internationale de Paris, 1894.

propage en Egypte, en Tripolitaine, en Syrie, en Asie Mineure et en Turquie d'Europe.

En 1895, nouveaux cas de choléra à bord des navires et dans les lazarets de seconde ligne et nouvelle contamination d'une partie du bassin de la Méditerranée.

Dans l'histoire résumée des trois contaminations qui précèdent nous retrouvons une chaîne ininterrompue de cas de choléra partant du Hedjaz pour aboutir jusque dans les pays contaminés; c'est en quelque sorte l'épidémie initiale de la Mecque qui — ne cessant pas à bord des navires — vient se continuer sur un nouveau terrain.

Nous arrivons en 1902 : le lazaret de El Tor est parvenu à un état d'organisation presque parfait, ceux qui le dirigent avertis par les épidémies précédentes ne négligent aucune précaution : désinfections, visites médicales, contrôles des pèlerins sont de la plus grande rigueur, toutes les denrées alimentaires — transportées par les hadjis — considérées comme particulièrement dangereuses sont détruites, les effets trop sales et paraissant impossibles à désinfecter sont incinérés, la quarantaine est prolongée autant qu'il est nécessaire, en un mot rien n'est laissé au hasard. Aussi, après le départ des pèlerins du lazaret on ne constate plus de cas parmi eux ni à bord des navires qui les emportent en Méditerranée, ni dans les lazarets qui les reçoivent à leur arrivée : c'est la meilleure preuve que la désinfection unie à l'isolement a été efficace et a pu enrayer l'épidémie transportée par les malades ou par les effets. Il semble certain que le choléra n'ira pas — en 1902 comme auparavant — au delà de El Tor, puisqu'au delà de ce lazaret il n'y a plus de malades ainsi qu'autrefois : et cependant, quarante jours après le retour des pèlerins l'épidémie éclate en Égypte, dans une bourgade, et il est reconnu que ce sont eux — ou quelqu'un d'entre eux — qui l'y apporta.

J'étudierai en détail le séjour des pèlerins au lazaret de Tor pendant l'année 1902. Voici d'abord — à titre comparatif — les résultats généraux du fonctionnement de ce lazaret en 1901 et 1902[1] :

	1901	1902	DIFFÉRENCE EN PLUS pour 1902
Pèlerins dénombrés.	24.185	26.227	»
Morbidité.	299 (1,23 $^o/_{oo}$)	1.156 (44, » $^o/_{oo}$)	+ 42,77 $^o/_{oo}$
Mortalité	120 (0,49 $^o/_{oo}$)	329 (12,54 $^o/_{oo}$)	+ 12,05 $^o/_{oo}$

On remarque qu'en 1902 il y eut un fort excédent de malades et de décès, excédent qui n'est pas en rapport avec l'importance de l'épidémie de choléra : en effet, il ne fut enregistré à El Tor que 54 cas de choléra, dont seulement 43 suivis de décès. Si je retranche du nombre total des décès ceux dus au choléra seul, il restera encore — par rapport à 1901 — un excédent de 10,41 p. 100 de décès.

Comme il est impossible de suspecter la régularité des diagnostics posés à El Tor, on doit forcément conclure que dans le pèlerinage de 1902 il existait un état sanitaire mauvais en général.

Les causes de morbidité — relevées dans les hôpitaux de Tor — doivent expliquer en quoi cet état général des pèlerins était mauvais.

Sur les 1156 hadjis hospitalisés, 699 le furent pour[2] :

Diarrhée.   242
Dysenterie.   322
Embarras gastrique.   81
Choléra   54

1. Chiffres extraits du *Bulletin quarantenaire d'Egypte*, 1901-1902.
2. Rapport sur le campement quarantenaire de Tor. Alexandrie, 1902.

Par conséquent 60, 46 p. 100 des malades admis à l'hôpital le furent par suite d'affections diverses des voies digestives ou intestinales. Il est hors de doute que lorsqu'ils quittèrent le lazaret ils étaient guéris, mais néanmoins nous retrouverons plus tard ces mêmes malades et nous verrons quel rôle on peut leur attribuer dans l'éclosion subséquente du choléra en Égypte.

En résumé, en 1902 la désinfection et l'isolement ont pu supprimer le transport du choléra par les malades et les effets, et malgré cela l'Egypte fut contaminée.

L'histoire de la répercussion des épidémies cholériques du Hedjaz — comme celle des épidémies du lazaret de Camaran — nous prouve que si le choléra peut être transporté par des caravanes ou des navires ayant des malades, par contre d'autres épidémies se sont propagées sans que ce mode soit entré en jeu, et sans qu'aucun autre mode de transport ait pu être invoqué, puisque la Commission chargée de faire une enquête à ce sujet en Égypte, en 1902, ne put que terminer son rapport par ces mots[1] :

« *La filiation scientifique, le mécanisme intime et positif de l'infection de Moucha sont inconnus. Il y a des coïncidences, des probabilités mais non l'évidence. La porte reste donc ouverte à toutes les hypothèses.* »

---

1. Enquête sur l'origine du choléra de 1902 en Egypte. Alexandrie, 1902.

CHAPITRE III

DES MODES DE TRANSPORT DU CHOLÉRA

Epidémie-type de choléra au Hedjaz. — Modes de transport des épidémies de choléra. — Marchandises. — Effets et bagages. — Malades.
— Du microbisme latent en général. — Le microbisme latent du
choléra étudié au lazaret de Camaran. — Le microbisme latent du
choléra étudié au lazaret de Tor. — Conclusions touchant les différents modes de transport du choléra.

Épidémie-type de choléra au Hedjaz. — Je résumerai
d'abord — d'après les données précédentes — les principaux caractères présentés par une épidémie de choléra au Hedjaz afin de fournir, en quelque sorte, le
type d'une de ces épidémies se propageant depuis son
point de départ, les Indes, jusque dans le bassin de la
Méditerranée.

1° De 1887 à 1903 — durant cinq épidémies —
aucun navire ayant contaminé le Hedjaz n'est arrivé à
Djeddah avec des malades à bord; un seul en avait
eu en voyage : il fut repoussé; quant aux cinq navires ayant eu du choléra à Camaran ils n'ont joué
aucun rôle dans sa propagation au Hedjaz, puisque les
uns ont été repoussés et les autres ne sont arrivés
à Djeddah qu'après la déclaration de l'épidémie à la
Mecque;

2° Le choléra éclate au Hedjaz après l'arrivée des
pèlerins indiens;

3° Il commence toujours à la Mecque;

4° Il est soumis aux influences des saisons, du

nombre, de l'état économique de la région, de l'état
de moindre résistance des pèlerins, et de la nature de
l'eau consommée ;

5° Il disparaît du Hedjaz après le départ des pèlerins ;

6° Il se répand dans le Hedjaz, l'Assyr et le Yémen
avec les caravanes ayant des malades ;

7° Il s'éteint dans le désert au milieu des caravanes
retournant vers le Nord et l'Est ;

8° Il se propage par des navires ayant des malades
dans la région du golfe Persique ;

9° Il continue à bord des navires et au lazaret de
Tor ;

10° S'il ne cesse pas après le séjour des pèlerins
dans ce lazaret nous retrouvons de nouveaux malades
à bord des navires et dans les autres lazarets, malades
qui déterminent les contaminations subséquentes de
la région méditerranéenne ;

11° S'il cesse après le séjour au lazaret de El Tor, on
peut le voir réapparaître au delà sans que le mode de
transport puisse être déterminé.

Pour faire mieux saisir cette marche des épidémies
de choléra du Hedjaz, j'ai dressé un tableau de celle
de 1902, tableau la montrant depuis son point de
départ jusque dans ses diverses ramifications, et indiquant le mode déterminé ou indéterminé de chacun
de ces divers transports (voir tableau III).

Modes de transport des épidémies de choléra. — Il
est admis que les épidémies de choléra peuvent se
transporter d'un lieu à un autre :

1° par l'intermédiaire des marchandises contaminées ;

2° par l'intermédiaire des bagages et effets des voyageurs provenant de régions infectées ;

3° par l'intermédiaire de malades atteints de choléra.

Nous allons rechercher quel rôle chacun de ces

divers modes de transport a joué dans l'importation du
choléra au Hedjaz et dans sa propagation ultérieure

TABLEAU III. — Marche d'une épidémie de choléra depuis les Indes jusqu'au Hedjaz et du Hedjaz dans les diverses directions de retour des pèlerins (1902).

1901 — 1902 — 1903

Nov. | Déc. | Janv. | Fév. | Mars | Avril | Mai | Juin | Juil. | Aout | Sept. | Oct. | Nov. | Déc. | Janv. | Fév.

Indes (foyer initial)

Mecque
Médine
Djeddah
Yambo

Hedjaz

(1ᵉʳ foyer)

Golfe Persique

Assyr et Yémen

Hedjaz Djebel Chamar

Egypte (2ᵉ foyer)

Syrie

F. Boppenyys—92

Légende :

Épidémie dans chaque localité. +++ Transport de l'épidémie par mode indéterminé.

Transport de l'épidémie par mode déterminé. ------ Épidémie se perdant à travers le désert.

suivant les diverses directions prises par les pèlerins
à leur retour

Marchandises. — Les marchandises, provenant pour la majeure partie des Indes, arrivent toute l'année à Djeddah; si le choléra était importé au Hedjaz par leur intermédiaire il devrait éclater aux époques les plus diverses et non pas en coïncidence constante avec le moment du pèlerinage. En outre ces marchandises — avant d'être expédiées à la Mecque — séjournent un certain temps à Djeddah; elles y sont manutentionnées, une partie y est même consommée; dans ces conditions le choléra aurait dû commencer bien plus souvent à Djeddah qu'à la Mecque, fait qui ne s'est cependant jamais produit.

A aucune époque ces marchandises n'ont subi la désinfection.

Le Hedjaz n'a pas de commerce d'exportation vers l'Europe.

Les marchandises — même non désinfectées — n'ont joué aucun rôle dans l'importation du choléra au Hedjaz ni dans ses expansions subséquentes.

Effets et bagages. — Les effets et bagages des pèlerins provenant d'une région où règne le choléra sont-ils aptes à transporter à *longue distance* le germe de ce choléra, lorsqu'il n'y a pas eu depuis le point de départ une épidémie à bord du navire? Si à un moment donné le vibrion cholérique s'est trouvé à la surface de ces effets ou à l'intérieur de ces bagages, a-t-il pu conserver pendant un ou deux mois une vitalité suffisante pour pouvoir devenir la cause d'une nouvelle épidémie?

Les expériences de laboratoire prouvent que le vibrion cholérique est un des microbes les plus fragiles : la dessiccation, par exemple, le détruit en trois ou quatre jours. Par conséquent lorsqu'il s'agit d'un long trajet, comme celui des Indes au Hedjaz, il est certain que ces microbes ne sauraient conserver une vitalité suffisante pendant tout ce temps, et qu'ils ne peuvent ensuite redevenir nocifs.

Si nous admettions d'ailleurs pour réel un semblable mode de transport, le choléra — ainsi que dans le cas des marchandises — devrait éclater aux moments les plus divers du pèlerinage ou dans les différentes villes du Hedjaz, en un mot à l'instant et au lieu où l'objet contaminé serait mis au jour la première fois par son détenteur et non pas toujours à la fin du pèlerinage et dans la seule ville de la Mecque.

Un autre ordre de preuves vient à l'appui de la thèse que je soutiens; bien que les modifications apportées à l'hygiène du pèlerinage depuis quarante ans aient été peu nombreuses, il n'en est pas moins vrai que depuis 1891 tous les effets des hadjis provenant du Sud sont désinfectés au lazaret de Camaran.

Or, la désinfection ayant eu, dans tous les cas où elle a été appliquée, une action radicale sur les épidémies, logiquement on devrait constater cette action sur celles du Hedjaz.

Le tableau suivant réunit en deux groupes — à raison de 20.000 par an en moyenne — les pèlerins provenant du Sud et arrivés au Hedjaz depuis 1860 jusqu'en 1902 : les premiers n'ont pas subi la désinfection des effets et bagages; les seconds, par contre, y ont été soumis; je note en face le nombre des épidémies ayant éclaté au Hedjaz sous ces deux régimes.

| ANNÉES | NOMBRE des PÈLERINAGES | NOMBRE DES PÈLERINS | | NOMBRE des ÉPIDÉMIES | PROPORTION |
		non DÉSINFECTÉS	DÉSINFECTÉS		
1860 à 1890	30	600.000	»	8	2,66
1891 à 1902	11	»	220.000	4	3,63

Les épidémies cholériques ont éclaté au Hedjaz dans une proportion légèrement supérieure après l'application de la désinfection. On ne peut donc attribuer — dans le cas présent — aucun rôle aux effets et bagages, puisque, avant ou après leur désinfection, les choses sont demeurées dans le même état, et que les épidémies ont toujours évolué semblablement à la Mecque. Nous devons en conclure que si les effets des pèlerins ont été infectés avant le départ, la durée seule du voyage a suffi pour annihiler cette cause de contamination, car il serait inadmissible que la désinfection fît ses preuves partout ailleurs qu'à Camaran, et pas dans ce lazaret.

Mais au départ du Hedjaz — après les fêtes — la situation n'est plus la même. D'un côté, nous voyons des pèlerins qui regagnent, sans désinfection aucune, l'Assyr et le Yémen, et qui, régulièrement, contaminent ces deux provinces; d'un autre, nous voyons encore des hadjis qui — toujours sans désinfection — rentrent dans la région du golfe Persique et la contaminent non moins constamment en tout ou partie; enfin, en troisième lieu, nous constatons les faits qui se produisent au lazaret de Tor.

Prenons pour exemple l'épidémie de 1902 : les pèlerins arrivent au lazaret avec des effets indubitablement infectés : on les désinfecte, l'épidémie s'arrête de suite, et au delà de ce lazaret nous ne retrouvons plus un seul malade à bord des navires.

Pourquoi la désinfection — utile à Tor — est-elle inutile à Camaran? C'est que dans le premier lazaret elle agit sur un microbe *frais*, venant d'abandonner un organisme, virulent par conséquent et possédant sa pleine vitalité; elle le détruit et l'on constate de suite l'action de la désinfection. Au contraire, dans le second lazaret, la désinfection ne pouvait atteindre un microbe que l'action du temps seule avait déjà suffi à détruire.

En faisant l'historique du choléra à Camaran, j'ai constaté, d'ailleurs, qu'antérieurement aux étuves à désinfection, les épidémies ne pouvaient être enrayées lorsqu'elles se déclaraient au lazaret ; au contraire, après la mise en service de ces étuves, on arrêta rapidement ces mêmes épidémies. La désinfection a manifesté son action à Camaran — comme à El Tor — lorsqu'elle a eu un microbe encore vivant à détruire.

Le choléra n'entre donc pas au Hedjaz par l'intermédiaire d'effets — anciennement contaminés — ; par contre, ces effets — mais immédiatement infectés — sont aptes à propager une épidémie qui devient alors justiciable de la désinfection.

Malades. — Des malades ont-ils importé le choléra au Hedjaz ? Pour que le fait fût possible il faudrait qu'il y ait eu épidémie à bord des navires amenant ces malades : on ne saurait, en effet, concevoir que trois ou quatre hadjis aient été seuls atteints en cours de route, et qu'ils aient suffi à créer — des Indes au Hedjaz — une chaîne ininterrompue de cas de choléra. Si le choléra avait existé à bord d'un tel navire, il y aurait causé — au milieu de l'encombrement — un nombre de cas très élevé qui aurait attiré l'attention des médecins sanitaires en admettant que le capitaine eût essayé de leur cacher le fait. Nous avons l'exemple du *Deccan*, le seul navire qui soit arrivé à Camaran ayant une épidémie à son bord : la mortalité avait été pendant le voyage de 33, 52 p. 1.000, alors que la moyenne est de 2,83 p. 1.000.

De 1887 à 1902, le navire précédent est le seul qui se soit présenté à Camaran avec des cas de choléra, et la chose était facile à établir ; pendant ce même temps — sur quatre cents navires environ — cinq autres

eurent du choléra au lazaret seulement parmi leurs
pèlerins[1]; en avaient-ils eu en cours de route?

La mortalité moyenne à bord de ces cinq navires
fut de 3,24 p. 1.000 pendant le voyage, tandis que pour
tous les autres réunis elle est de 2,83 p. 1.000. Il est
certain que sur aucun de ces cinq navires, il n'y a eu
de choléra durant la traversée.

De 1860 à 1902, l'isolement a été introduit, en 1885,
dans la prophylaxie du pèlerinage : si donc des malades
peuvent être considérés comme cause d'importation du
choléra au Hedjaz, l'effet de cette mesure a dû se faire
constater par la diminution du nombre des épidémies.
Le tableau suivant montre, au contraire, que depuis
que les pèlerins subissent la quarantaine préventive,
le chiffre des épidémies, proportionnellement à celui
des pèlerinages, est plus élevé qu'auparavant.

ANNÉES	NOMBRE des PÈLERINAGES	NOMBRE DES PÈLERINS		NOMBRE des ÉPIDÉMIES	PROPORTION
		NON ISOLÉS	ISOLÉS		
1860 à 1884	25	500.000	»	7	2.80
1885 à 1902	16	»	320.000	5	3.12

Si les malades — à un moment quelconque — avaient
joué un rôle dans l'importation du choléra au Hedjaz,
les épidémies n'auraient pas toujours éclaté à la
Mecque ; c'est à Djeddah — lieu de débarquement des
pèlerins — que leur première manifestation eût surtout dû se produire. Il serait inconcevable que des
malades, atteints de choléra, aient pu traverser semblable agglomération de pèlerins, voire même y mourir,
sans jamais laisser trace de leur passage.

1. Voir p. 74.

Du Hedjaz aux autres localités que regagnent ensuite les hadjis, les malades ont eu une action certaine : ils jalonnent, pour ainsi dire, toutes les routes suivies par les pèlerins, et ce même isolement — comme la désinfection — reprend alors toute la valeur prophylactique qu'il semblait avoir perdue au lazaret de Camaran.

Le choléra parvient au Hedjaz sans que les malades aient joué un rôle dans son importation ; quand il en part, au contraire, ils ont une action prépondérante dans la propagation, sauf pour l'épidémie d'Egypte de 1902.

En résumé, le problème à résoudre peut s'énoncer ainsi :

1° L'arrivée du choléra au Hedjaz est due à une cause indéterminée, ne relevant ni des marchandises, ni des effets ou bagages, ni des malades ;

2° L'exportation du choléra du Hedjaz, au contraire, se fait par l'intermédiaire des malades et des effets ; cependant cette cause indéterminée — citée ci-dessus — peut, elle aussi, entrer en scène dans ce second cas.

Il existe donc — en dehors des modes de transport actuellement admis et contre lesquels on cherche à lutter — un autre mode d'importation que j'appellerai *à longue portée*, et qu'il est peut-être possible de déterminer à l'aide des récentes recherches de laboratoire sur la bactériologie du choléra.

Du microbisme latent en général. — Il est maintenant reconnu que des microbes pathogènes peuvent exister dans l'organisme humain, sans y manifester leur présence par les phénomènes pathologiques qui leur sont propres ; c'est ce fait que l'on a dénommé microbisme ou parasitisme latent, et je ne saurais en choisir meilleure description que celle qui a été tracée par M. Kelsch :

« Le corps de l'homme est assurément le milieu le plus approprié à la conservation des germes, et les recherches effectuées en ces dernières années lui assignent une importance de plus en plus grande dans ce rôle; elles y ont dénoncé la présence, non seulement des agents les plus vulgaires de l'inflammation, mais aussi des maladies les plus communes et les plus redoutables : la pneumonie, la fièvre typhoïde, la diphtérie... Ces germes vivent en nous d'une vie silencieuse jusqu'à ce que, sous l'empire d'une perturbation des actes de la vie, ils récupèrent l'activité physiologique dont ils sont momentanément dépourvus [1]. »

L'existence de ce phénomène du parasitisme latent a été démontrée plus tard dans le cas particulier du choléra : les recherches de Rumpel et Dunbar, à Hambourg, celles de M. Gaillard [2], de M. Widal [3] et de plusieurs autres auteurs, sont trop connues pour qu'il soit nécessaire d'insister à leur sujet : le choléra latent existe donc, c'est-à-dire que l'on peut trouver, dans l'intestin de certains individus, le vibrion cholérique à l'état indifférent. Rencontre-t-on de tels individus parmi les pèlerins qui passent et dans le lazaret de Camaran et dans celui de Tor ?

Le microbisme latent du choléra étudié au lazaret de Camaran. — Tous les navires — sans aucune exception — dont les pèlerins ont présenté du choléra à Camaran provenaient de Bombay; ils transportaient par conséquent une majorité d'individus habitant une région où le choléra règne à l'état endémique ou qui, tout au moins, venaient de la traverser. Le phénomène du microbisme latent étant prouvé, ces pèlerins

1. Kelsch. *Traité des maladies épidémiques.* Paris, 1894.
2. Gaillard. *Le choléra.* Paris, 1894.
3. Widal. *Traité de médecine* (art. « Choléra »). Paris, 1899.

paraissent être tout désignés pour être porteurs du vibrion cholérique dans cet état indiffférent déjà décrit, et contre lequel ni la désinfection ni l'isolement ne pouvaient avoir d'action.

Mais ce microbe, à l'état latent, *a repris tout à coup l'activité physiologique dont il était momentanément dépourvu* ; il a donc fallu pour ce faire qu'*une perturbation des actes de la vie se produise* chez les individus qui en étaient porteurs.

Si — dès le début de ce travail — j'ai insisté de façon toute particulière sur la mauvaise qualité des eaux potables consommées au Hedjaz, c'est que j'ai pu constater qu'elles jouent un rôle singulier dans la détermination de certains troubles gastriques ou intestinaux chez les pèlerins. Ces eaux proviennent de citernes immondes, de puits infects, ou, lorsqu'elles arrivent d'une source — comme à la Mecque —, leur canalisation et leur distribution sont défectueuses et ne les mettent à l'abri d'aucune pollution : elles contiennent donc en grande quantité des micro-organismes de toutes sortes.

Or, M. Metchnikoff[1], dans ses importantes recherches sur le choléra, nous enseigne que si le vibrion cholérique peut se cultiver dans l'intestin de l'homme sans provoquer nécessairement le choléra, par contre, lorsque des microbes — qu'il dénomme favorisants — viennent s'adjoindre à ce premier vibrion, une explosion cholérique se produit de suite chez l'individu demeuré jusque-là indemne.

Nous avons déjà trouvé au Hedjaz une partie du tableau tracé par M. Metchnikoff :

1° *Individu ayant dans l'intestin le vibrion cholérique à l'état latent* : le pèlerin indien vivant dans

1. Metchnikoff. Recherches sur le choléra et les vibrions. *Annales de l'Institut Pasteur*, 1893-1894.

une région où le choléra existe, ou le pèlerin qui a traversé cette région pour s'embarquer ;

2° *Une eau potable contenant de nombreux microbes.* Il ne reste plus maintenant qu'à déterminer la nature de ces microbes afin de savoir s'ils sont ou non favorisants.

M. Vaume[1] est le premier qui ait émis l'hypothèse du transport possible du choléra au Hedjaz par microbisme latent. Décrivant une des épidémies qu'il avait suivies au lazaret de Camaran, il disait ceci : « La marche de l'épidémie laissait l'impression d'une cause générale agissant avec continuité et ne se manifestant qu'à intervalles mesurés par le degré de résistance personnelle. D'un cas à l'autre, il ne semblait pas qu'il y eût contagion, on était plutôt entraîné à admettre que presque tous les pèlerins atteints portaient en eux la cause spécifique qui agissait, plus ou moins tardivement, suivant que les conditions favorables du milieu intérieur s'établissaient plus ou moins rapidement. » Puis, résumant l'impression d'ensemble que lui causait l'examen des dernières épidémies de Camaran, il ajoutait : « La question n'est pas simple, elle se pose comme suit : plusieurs vapeurs à pèlerins arrivent de Bombay à Camaran après neuf à dix jours de voyage : le capitaine et le médecin disent n'avoir rien eu en cours de route, les papiers du bord confirment leur assertion... De cinq à sept jours après le débarquement des pèlerins, le choléra paraît parmi eux... Dès lors, je puis concevoir que des Malabaris, quittant leur pays où le choléra avait sévi avec une grande intensité à la fin de 1894, transportent avec eux des vibrions qui vivent dans leur intestin à l'état latent, que ces vibrions — *sous des influences qui me*

1. Vaume. Rapport au Conseil supérieur de santé de Constantinople, 1895.

restent inconnues — acquièrent de la virulence et qu'en dernier lieu le choléra apparaisse parmi eux. »

M. Vaume n'avait fait qu'émettre des hypothèses; M. Crendiropoulo, qui lui succéda dans la direction du lazaret de Camaran, voulut les vérifier par l'expérimentation [1].

A cette époque-là, les pèlerins buvaient au lazaret de l'eau provenant des puits de l'île, c'est-à-dire une eau qui — comme toutes celles du Hedjaz — contenait des microbes de toute espèce. Il était naturel de rechercher si, parmi eux, il y en avait qui rentraient dans la catégorie dite favorisante. M. Crendiropoulo put établir alors que, dans l'eau des puits de Camaran, se trouvaient des microbes qui favorisaient la multiplication et probablement la virulence du vibrion cholérique. Puis, attribuant à l'action de ces microbes favorisants l'éclosion — sans cause apparente — des épidémies de choléra parmi les pèlerins internés, il terminait en espérant que l'installation récente d'une machine à distiller l'eau, supprimerait l'apparition du choléra au lazaret, tout au moins importé sous cette forme.

Ceci se passait en 1897 et, jusqu'en 1902, le choléra ne s'est montré ni à Camaran, ni à la Mecque; on ne pouvait donc jusque-là poser aucune conclusion ferme.

Mais — en 1902 — le choléra se manifeste à la Mecque sans apparaître — comme par le passé — simultanément au lazaret de Camaran. J'étais, à cette époque, directeur-adjoint de cette station sanitaire : 17.729 quarantenaires y furent reçus cette année-là. L'esprit mis en éveil par les hypothèses de M. Vaume et par les expériences de M. Crendiropoulo, je sur-

---

1. Crendiropoulo. Epidémies cholériques de Camaran. *Revue d'hygiène*, septembre 1899.

veillai de façon spéciale les pèlerins provenant des Indes et qui furent au nombre de 4.772[1].

Afin de tabler sur des données exactes, je calculai d'abord :

1° La mortalité moyenne des Indiens en cours de route, de 1887 à 1901, soit 2,83 p. 1000 ;

2° La mortalité moyenne de ces mêmes Indiens au lazaret, après l'installation de l'appareil distillatoire, de 1896 à 1901, soit 1,91 p. 1000.

Si la moindre manifestation épidémique avait eu lieu en cours de voyage ou au lazaret, j'eusse alors été prévenu de suite par l'élévation forcée du chiffre de la mortalité.

Or — en 1902 — 4,61 p. 1000 des Indiens moururent pendant la traversée ; bien que ce nombre soit supérieur à la moyenne, il n'est pas assez élevé pour donner l'idée d'une épidémie durant la route ; il faut songer qu'en ce moment le pèlerinage s'accomplit pendant l'hiver et en pleine mousson de nord-est, deux circonstances mauvaises pour des pèlerins arrivant des régions intertropicales. Quant à la mortalité au lazaret elle fut — pour les Indiens — de 1,80 p. 1000, chiffre légèrement inférieur à la moyenne qui est de 1,91 p. 1000.

Il est impossible de dire que le choléra ait existé — en 1902 — parmi les pèlerins indiens soit en voyage, soit au lazaret.

Mais — cette même année — une épidémie de choléra ravageait les possessions néerlandaises de Java, qui nous envoyaient 7.586 pèlerins, y compris les

---

1. J'aurais voulu faire des recherches bactériologiques sur les selles des pèlerins indiens ; malheureusement l'administration sanitaire ottomane — toujours lente dans ses décisions comme dans ses actes — m'a fait parvenir trop tard le laboratoire que je lui avais cependant demandé bien avant le pèlerinage.

Malais; ces deux groupes voyageant ensemble devaient partager le même sort en cas de choléra.

La moyenne de la mortalité des Javanais et Malais, en route, est de 3,93 p. 1000 ; en 1902, elle fut de 5,50 p. 1000, pour les mêmes raisons climatériques déjà signalées à propos des Indiens; la mortalité des Javanais au lazaret, en 1902, fut de 1,13 p. 1000, alors que la moyenne est de 1,90 p. 1000.

Donc des deux côtés — indien et javanais — nulle suspicion d'épidémie, soit à bord, soit au lazaret, n'est permise, et cependant le choléra s'est montré à la Mecque cette année-là, mais négligeant, pour la première fois, de faire son apparition simultanée à Camaran.

En effet, si, en 1895, M. Vaume pouvait écrire[1] : « Je m'imagine que les conditions favorisantes peuvent être réalisées — pourquoi et comment, je l'ignore — à Camaran et au Hedjaz dans le même temps » en 1902, il n'en est plus de même. Les conditions favorisantes existent toujours au Hedjaz, mais elles ont été supprimées à Camaran dès le moment où l'appareil distillatoire y fut installé, et dès le moment où la distribution d'une eau ne contenant plus de microbes favorisants fut assurée aux pèlerins.

L'eau des puits de Camaran — jusqu'en 1895 — fut le véritable réactif décelant le vibrion cholérique parmi les pèlerins quand il existait; dès que ce réactif a été supprimé, le choléra a disparu forcément du lazaret, sans cesser pour cela de se montrer au delà, c'est-à-dire au Hedjaz.

L'action de l'eau distillée à Camaran a d'ailleurs été immédiate et des plus évidentes : de 1887 à 1895, lorsque les pèlerins buvaient l'eau des puits, les diar-

1. Vaume. Rapport au Conseil supérieur de santé de Constantinople, 1895.

rhées étaient nombreuses parmi eux et la mortalité,
pendant le séjour, s'élevait à 3,37 p. 1000; par contre
— de 1896 à 1902 — plus de diarrhées et la mortalité
tombe subitement, pour le même temps, à 1,04 p. 1000.

L'ensemble de ces faits forme une preuve absolue :
les pèlerins indiens ont le vibrion cholérique à l'état
latent dans leur intestin, ils boivent au Hedjaz une
eau contenant des microbes favorisants : le choléra
évolue chez eux. Si on supprime au Hedjaz — comme
à Camaran — la cause favorisante, on y supprimera
de suite ce choléra se manifestant sans cause apparente, sans mode de transport déterminé, qui est d'ailleurs le seul choléra que l'on ait jamais vu parvenir à
la Mecque.

Ainsi que le dit M. Kelsch : « Ce parasitisme latent
donne la clef de bien des inconnues de l'étiologie. »
M. Metchnikoff complète plus tard cette pensée en
écrivant : « Les microbes favorisants ou empêchants
des organes digestifs jouent un rôle des plus importants : on pourra expliquer des faits d'épidémiologie
qui semblent en désaccord avec la théorie du bacille
virgule et surtout l'influence du temps et des lieux
incontestable dans le développement des épidémies. »

S'il était possible à toutes ces preuves d'en ajouter
une nouvelle, je voudrais citer ici une expérience
qu'il m'a été donné de réaliser au Yémen — en 1902 —
pendant une épidémie de choléra. Voici les faits :

En face et à 4 milles de l'île de Camaran, sur le
continent, s'élève le village de Salif — 1.800 habitants
environ — village construit au-dessus d'une mine de
sel. Il n'y a pas à Salif d'eau potable, et les habitants
sont obligés d'en venir chercher chaque matin aux
puits de Camaran.

Le 9 juin 1902, je fus appelé à Salif par le directeur de la mine, et constatai, dans le village, trois

décès, par suite du choléra : c'était l'épidémie récente
de la Mecque qui, transportée par les pèlerins du
Yémen, parvenait successivement dans les diverses
parties de cette province. Les habitants de Salif refu-
sant tous soins, ne laissant prendre aucune mesure
prophylactique, je dus me borner à isoler le village —
le mieux possible — et à attendre la fin de l'épidémie.

Mais, déjà mis sur la voie du rôle favorisant des
eaux de Camaran, je fis le raisonnement suivant : le
vibrion du choléra existe à Salif, et, chaque jour, on
y expédie — sous forme d'eau des puits — une provision de microbes favorisants; en supprimant ces derniers, on doit logiquement, sinon supprimer l'épidémie,
tout au moins l'atténuer. Je résolus donc de cesser
l'envoi d'eau des puits, et de la remplacer par de l'eau
distillée provenant de notre appareil. Malheureusement celui-ci était alors en nettoyage, — le pèlerinage
étant terminé; — on hâta la fin de l'opération, et, le
5 juillet, le lazaret était en mesure de fournir aux
habitants de Salif les douze ou quatorze tonnes d'eau
qui leur étaient nécessaires quotidiennement.

Le tableau IV donne jour par jour la marche de
l'épidémie de Salif[1].

Dès que l'eau distillée est envoyée, l'épidémie s'arrête; il n'y a plus que trois cas : deux sur des fillettes
de six et neuf ans, et le troisième, douteux d'ailleurs,
sur un vieillard de soixante-dix ans. Dix jours après
le dernier décès, l'eau des puits est de nouveau expé-
diée et, malgré cela, aucun nouveau cas ne se produit.

A 4 kilomètres de Salif se trouve le village de Karia
— 800 habitants —; il fut contaminé dès le 5 juillet,
mais je ne fus informé du fait que le 7. Je fis envoyer

----

1. Je ne note que les décès, le nombre des cas guéris étant, avec
les Arabes, impossible à connaître.

TABLEAU IV.

(Tableau graphique : nombre de décès par dates, réparti en trois périodes : « Avant l'eau distillée », « Pendant l'eau distillée » et « Après ».)

Nombre de décès	Avant l'eau distillée / Pendant l'eau distillée / Après
6 5 4 3 2 1	
Dates	9 10 11 12 13 14 15 16 17 18 19 20 21 22 23 24 25 26 27 28 29 30 1 2 3 4 5 6 7 8 9 10 11 12 13 14 15 16 17 18 19 20 21 22 23 24 25 26 27 28 29 30

de suite l'eau distillée ; la marche de l'épidémie fut la suivante :

5 juillet. — 1 décès.

7 *juillet.* — 1 décès. Distribution d'eau distillée.

9 juillet. — 1 décès, chez un malade antérieurement atteint.

11 juillet.— 1 décès, chez une fillette de huit ans.

23 *juillet.* — Cessation de l'eau distillée.

Comme à Salif, l'épidémie s'est arrêtée à Karia aussitôt que le changement d'eau potable a été opéré.

Ces faits, rapprochés de ceux constatés à Camaran, donnent une nouvelle preuve de l'action favorisante des eaux du Hedjaz sur le vibrion cholérique.

Le microbisme latent du choléra étudié au lazaret de Tor. — Ici il me faut laisser la parole à d'autres : n'ayant jamais été fonctionnaire dans le lazaret de Tor — comme je le fus à Camaran ou à Djeddah — je ne puis, dans cette partie de mon étude, que m'appuyer sur les documents publiés par l'administration sanitaire maritime et quarantenaire d'Egypte.

Au lazaret de Tor on ne reçoit pas — comme à Camaran — des pèlerins provenant de pays où le choléra règne constamment, bien qu'avec des intensités variables; ne viennent à Tor que des hadjis retour de la Mecque; par conséquent, lorsque le choléra n'y a pas apparu, tout danger de transport par microbisme latent ou par tout autre moyen se trouve écarté.

Nous avons déjà vu que le lazaret de Tor est maintenant en mesure d'empêcher la propagation du choléra par les effets et par les malades. Mais si le choléra a existé à la Mecque pendant le pèlerinage, les selles des individus atteints de simple diarrhée, celles mêmes des individus demeurés sains, peuvent toutefois contenir l'agent pathogène du choléra. Rumpel et Dunbar ont établi le fait pour l'épidémie de Hambourg, d'autres l'ont montré ailleurs, et, dans le cas particulier de El Tor, voici ce qui a été remarqué par M. Crendiropoulo continuant comme médecin-chef des hôpitaux de ce lazaret les recherches qu'il avait commencées à Camaran [1] : « Un fait a attiré mon attention : dans les selles de tous les malades — atteints d'une maladie quelconque — qui entraient à l'hôpital, dans les cinq à six jours suivant leur arrivée au lazaret, on rencontrait des bacilles virgule en assez grande quantité... J'ai examiné à cet effet des selles de pneumoniques, de rhumatisants, de constipés avant ou après purgation, et toutes, *absolument toutes*, contenaient le vibrion cholérique... Ce fait a de l'importance au point de vue épidémiologique... Peu à peu les bacilles devenaient plus rares et le treizième

_____

1. Crendiropoulo. Rapport sur les hôpitaux de Tor. Alexandrie, 1902.

ou le quatorzième jour il n'en existait plus dans les selles. »

Il est certain — d'après ces recherches — qu'en 1902, une grande partie des pèlerins revenant du Hedjaz, malades ou non, avaient du vibrion cholérique dans l'intestin à l'état indifférent. Il faut déterminer pendant combien de temps le microbe peut subsister de la sorte avant de disparaître totalement et de faire cesser ainsi toute cause de danger.

L'exemple des pèlerins indiens semble fixer à cette existence latente une durée fort longue; en effet, le voyage de ces hadjis de Bombay au Hedjaz — quarantaine comprise — demande au moins trente-cinq jours, et cependant, au bout de ce temps, ils sont encore aptes à contaminer la Mecque.

Parmi les conclusions de la Commission chargée de faire une enquête sur l'origine du choléra d'Égypte en 1902, se trouve la suivante : « Il est scientifiquement possible qu'un individu ait été porteur de germes cholériques vivant à l'état latent, saprophytique dans son intestin. » Or, lorsque le choléra s'est déclaré à Moucha, il y avait au moins quarante jours que les pèlerins de ce village avaient quitté le Hedjaz.

Conclusions au sujet des modes de transport du choléra. — Le choléra se transporte par conséquent des régions où il sévit :

1° *Par une chaîne ininterrompue de malades* depuis le point de départ contaminé jusqu'au nouveau point d'arrivée; contre ce danger, nous pouvons lutter victorieusement par l'isolement des malades ;

2° *Par les effets infectés*, mais dans un rayon dont la longueur est forcément limitée à la distance parcourable pendant le temps où le microbe incriminé peut demeurer vivant et actif à la surface de ces objets. Cette durée — pour le vibrion cholérique — ne dépasse

pas quelques jours, et, en tout cas, la désinfection
nous permet d'annihiler cette cause de contamination ;

3° *Par microbisme latent :* la durée probable de ce
phénomène étant impossible — actuellement — à
déterminer, on ne pourra rendre nulle son action
qu'en supprimant les causes qui permettent au vibrion
cholérique de récupérer, à un moment donné, la virulence nécessaire pour créer le premier cas bientôt
suivi d'une épidémie. L'une de ces causes — et non la
moins importante — l'eau de mauvaise qualité, ayant
été supprimée à Camaran, le choléra a disparu immédiatement de ce lazaret.

CHAPITRE IV

LA PESTE EN ASSYR
AU LAZARET DE CAMARAN
ET DANS LE HEDJAZ

La peste en Assyr, de 1889 à 1902. — La peste au lazaret de Camaran, de 1896 à 1902. — La peste au Hedjaz, de 1897 à 1900. — Lois générales ayant régi les épidémies de peste au Hedjaz. — Répercussion des épidémies de peste du Hedjaz. — Épidémie-type de peste au Hedjaz. — Modes de transport de la peste. — Rôle des marchandises. — Rôle des effets et bagages. — Rôle des malades. — Rôle des rats.

L'on sait depuis fort longtemps que la peste existe à l'état endémique dans le district de l'Assyr : les pèlerins traversant chaque année la région infectée, on a toujours craint qu'ils apportent avec eux la peste jusqu'à la Mecque; avant d'entrer dans la ville sainte ils ne subissent, en effet, ni désinfection ni quarantaine.

L'histoire de la peste en Assyr est donc intimement liée à celle du pèlerinage musulman.

Mais, depuis 1896, la peste règne aussi à Bombay — autre point de départ de hadjis — d'où une nouvelle source de danger pour le Hedjaz.

Est-ce par l'Assyr ou par les Indes qu'il fut contaminé il y a quelques années?

La peste en Assyr de 1889 à 1902. — Antérieurement à 1889, il est difficile de recueillir au sujet de la peste dans l'Assyr des documents certains [1].

En 1889 [2], l'épidémie éclate vers la fin du mois de janvier dans le district des Beni-Cheïr et dans les villages situés à l'entour de Hépa [3]; la peste se propage bientôt et elle arrive à quelques journées de marche de la Mecque. Les pèlerins traversent à ce moment la région contaminée; ils n'apportent pas l'épidémie avec eux.

La peste prend fin quelques jours avant la célébration des fêtes musulmanes, au commencement de juillet.

Il y a peu de renseignements sur l'épidémie de 1890 : elle a duré de mars à juin et ne s'est pas propagée à la Mecque malgré le passage des pèlerins [4].

En 1891, nouvelle épidémie sur laquelle nous sommes mieux documentés : la peste débute dans les premiers jours de février, à Hépa : « Les gens atteints de cette affection souffrent de la gorge; ils crachent le sang, ils succombent en deux ou trois jours; aucun n'a de bubons [5]. » Ce dernier renseignement est précieux.

En avril, M. Vaume écrit : « La peste s'est étendue jusque dans les districts extrême-nord de l'Assyr —

1. On trouve des documents dans le genre de celui dont je vais donner la traduction et qui émane d'une commission de médecins militaires turcs :

« Les fièvres épidémiques qui régnaient en Assyr depuis quelque temps et qui avaient donné suite à la cachexie paludéenne et à l'anémie et qui, en altérant par cela les humeurs de l'économie, avaient produit le scorbut et la dysenterie et causé des décès, viennent de disparaître complètement à cause du changement qui a eu lieu dernièrement dans l'air, et maintenant il n'y a aucune maladie épidémique.

2. Stiépovich. Rapport au Conseil supérieur de santé de Constantinople, 1889.

3. Hépa, capitale de l'Assyr.

4. Vaume. Rapport au Conseil supérieur de santé de Constantinople. 1890.

5. Cazzim Izzeddin. Ibid. 1891.

Zehran et Ghamir. — Le cas est grave ; pour vous en convaincre vous n'avez qu'à jeter un coup d'œil sur la carte pour voir la faible distance qui sépare Ghamir — lieu de passage des pèlerins — de Taïf et de la Mecque. »

L'épidémie se termine fin mai.

La Mecque n'est toujours pas contaminée par les pèlerins arrivant du Yémen, et ce malgré l'existence dans l'Assyr non seulement de la peste à forme bubonique, mais encore à forme pneumonique.

Je n'ai trouvé aucune trace du passage de la peste en Assyr pour 1892.

En 1893, elle y règne de mars à juillet : les pèlerins traversent la province, mais la Mecque est encore respectée.

Nouvelle épidémie de février à juillet 1894 : la Mecque demeure indemne.

Les renseignements pour 1895 sont plus précis. Le 6 mars la peste est signalée[1] ; elle se répand dans les villages situés sur la route des pèlerins : par conséquent, ajoute M. Yeronimakis, la Mecque se trouve exposée à l'époque la plus critique de l'année. En avril les nouvelles les plus alarmantes arrivent de l'intérieur : l'épidémie règne un peu partout ; elle prend fin en mai.

La Mecque n'est toujours pas contaminée.

En 1896, c'est d'octobre à décembre que l'on contate la peste : comme ce n'est pas l'époque du passage des hadjis il n'y a pas à s'occuper de cette épidémie.

En 1897, peste de mars à juin : rien à la Mecque.

Pour 1898 et 1899 il n'y a aucun document ; le service sanitaire se trouvant en face de la peste à

---

1. Yeronimakis. Rapport au Conseil supérieur de santé de Constantinople, 1895.

Djeddah même ne pense plus à celle de l'Assyr probablement.

En 1900, épidémie de février jusqu'en avril : les pèlerins traversent encore l'Assyr à cette époque et la Mecque n'est pas infectée.

Enfin en 1901, épidémie de mai à juillet après le passage des hadjis.

Je n'ai entendu parler d'aucune manifestation pestilentielle de l'Assyr en 1902.

En résumé la peste règne dans l'Assyr presque tous les ans ; les épidémies apparaissent et se terminent à peu près régulièrement au même moment en février et fin juin ; leur époque a coïncidé, pour ces dernières années, avec celle du passage des caravanes se rendant au pèlerinage ; ces caravanes avant d'entrer à la Mecque n'ont subi ni désinfection, ni isolement ; elles n'ont jamais contaminé la Mecque, bien que la peste s'en soit approchée à moins de cinq jours de marche ; la forme pneumonique, ayant existé en 1891, ne s'est pas non plus propagée.

La peste au lazaret de Camaran. — De 1896 à 1902, le lazaret de Camaran a reçu 15.700 passagers provenant de régions où il y avait la peste : deux vapeurs et un voilier — portant 1.817 passagers — avaient eu des cas en cours de route, dont deux décès. Pendant le séjour des isolés au lazaret il n'y eut aucun cas.

Voici l'observation de chacun de ces trois bateaux :

I. Le 8 janvier 1897, le navire *Pékin* — 1.054 pèlerins — arrivait de Bombay, ayant eu deux décès par peste bubonique dans les trois jours suivant son départ. Pendant le reste de sa traversée et pendant le séjour au lazaret il ne s'est produit non seulement aucun nouveau cas, mais encore aucun décès par maladie quelconque.

II. Le 12 mars 1899, arrivait de Bombay le navire

Mirzapore — 1.003 pèlerins — ayant eu pendant son voyage un assez grand nombre d'affections pulmonaires, sans aucun décès toutefois. Ces affections ayant continué à se manifester le Dr Crendiropoulo fit l'examen bactériologique des crachats et y décela la présence du bacille pesteux. Il n'y eut aucun décès et l'épidémie s'arrêta après désinfection et isolement des quelques malades.

III. Le 24 mars 1901, le voilier *Hashim* arrivait d'Aden, alors contaminé, avec un cas de peste bubonique parmi ses 28 pèlerins. Le malade guérit au lazaret; il n'y eut aucun autre cas.

On ne remarqua d'épizootie sur les rats, ni sur ces trois navires, ni sur les autres arrivant au lazaret.

En résumé, le premier et le dernier bateau avaient embarqué trois malades en état d'incubation et chez lesquels la peste a évolué à bord, sous la forme bubonique, sans créer d'épidémie parmi les pèlerins; sur le second navire il y eut au contraire une épidémie de forme pneumonique, mais avec virulence très atténuée, puisqu'il n'y eut pas de décès.

La peste au Hedjaz. — Jusqu'à l'année 1897 il n'est fait aucune mention de l'existence de la peste au Hedjaz.

Le 6 mai 1897[1], les hadjis commencent à redescendre de la Mecque pour venir s'embarquer à Djeddah; du 6 au 22 mai 19.000 d'entre eux traversent la ville. A ce moment on signale qu'une mortalité a lieu sur les chats, les chiens et les chèvres[2], et en même temps on constate plusieurs cas de peste chez des habitants de la ville. L'épidémie humaine devait

---

1. Xanthopoulidès. Rapport au Conseil supérieur de santé de Constantinople, 1897.

2. Quelques chiens et un grand nombre de chèvres errent en liberté à travers la ville de Djeddah.

cependant remonter à une époque antérieure, car en consultant le tableau VI on s'aperçoit que la mortalité générale de Djeddah était déjà — en janvier et février — supérieure à la normale.

Les premiers cas se manifestèrent chez des Hadramoutes, habitant la ville ; 3.000 pèlerins indiens étaient à ce moment présents à Djeddah ; la moitié d'entre eux étaient des indigents logeant en plein air ; aucun de ces derniers ne fut atteint, seuls quelques-uns de ceux qui habitaient dans les mêmes maisons que les Hadramoutes furent contaminés. A la fin de juillet l'épidémie était terminée : 66 décès par peste avaient été constatés, presque tous portant sur des gens domiciliés à Djeddah ; le nombre exact des décès était cependant plus élevé, mais il avait été impossible — à cause de l'opposition des habitants — de les diagnostiquer tous.

Vers le milieu de février de l'année suivante — 1898 — on remarque à nouveau la mortalité sur les souris, chats, chiens et chèvres[1], et le 8 mars on reconnaît les premiers cas humains, surtout parmi les Hadramoutes[2].

Les pèlerins commencent alors à affluer vers Djeddah : par mesure de précaution on les fit débarquer en dehors de la ville, à environ 10 kilomètres. Sur 32.058 pèlerins arrivés cette année-là, 14.469 ne traversèrent pas Djeddah à l'aller. Mais les habitants voyant leur seul moyen d'existence leur échapper causèrent des troubles et l'on fut obligé de céder devant leurs menaces : les 17.589 autres pèlerins débarquèrent dans le port et prirent la route de la Mecque sans avoir subi ni quarantaine, ni désinfection.

1. Noury bey. *Annales de l'Institut Pasteur*, 1898.
2. Xanthopoulidès. Rapport au Conseil supérieur de santé de Constantinople, 1898.

Au retour, 19.151 hadjis traversèrent la ville; peu furent atteints de peste à l'un et l'autre de leurs passages, et seulement quarante-trois décès furent constatés parmi les habitants.

L'épidémie était terminée en juillet, mais cette fois encore un grand nombre de cas était demeuré inconnu.

Le 14 février 1899[1], nouveaux cas de peste à Djeddah portant en général sur les gens domiciliés dans la ville.

A l'aller 30.843 pèlerins traversent Djeddah, se rendant à la Mecque, et au retour 21.904 repassent à nouveau pour venir s'embarquer.

L'épidémie prend fin en juin : 146 décès.

Cette même année[2] — vers le 10 avril — plusieurs décès par peste sont signalés à Yambo-Bahr, second port du Hedjaz. Ils avaient été précédés d'une épizootie sur les rats; aucun pèlerin n'était encore dans la ville. Pendant l'épidémie, 8.000 hadjis vinrent s'y embarquer à leur retour de Médine.

L'épidémie se termine en juin ayant causé environ 95 décès, presque tous sur des habitants du pays.

En 1900[3], l'épidémie débute à Djeddah en mars pour cesser en juin; la courbe de la mortalité indique qu'elle fut moins forte que les précédentes et cependant 115 décès furent constatés. Cela tient à ce que les habitants — voyant que l'on ne prenait plus aucune mesure restrictive au sujet des pèlerins — ne cherchaient plus à cacher les cas.

En allant à la Mecque, 34.297 pèlerins traversèrent Djeddah, et 26.102 d'entre eux y revinrent une seconde fois pour rejoindre leur navire; quelques-uns furent atteints.

---

1. Xanthopoulidès. Rapport au Conseil supérieur de santé de Constantinople, 1899.
2. Omer Danish. *Ibid.*, 1899.
3. Pompouras. *Ibid.*, 1900.

Lois générales ayant régi les épidémies de peste au Hedjaz. — Si l'on dresse un tableau sur lequel sont indiquées les épidémies de peste de l'Assyr et du Hedjaz (tableau V), on est frappé de ce fait que ces manifestations de la peste se sont toujours produites pendant les saisons intermédiaires : sur les douze épi-

TABLEAU V. — Épidémies de peste en Assyr et à Djeddah.

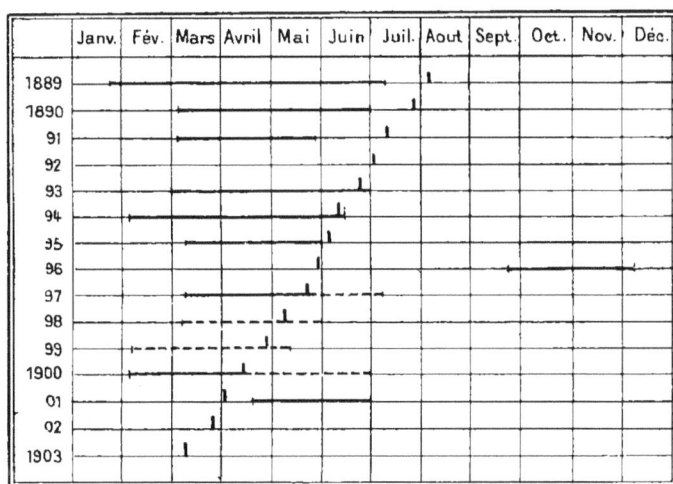

	Janv.	Fév.	Mars	Avril	Mai	Juin	Juil.	Aout	Sept.	Oct.	Nov.	Déc.
1889												
1890												
91												
92												
93												
94												
95												
96												
97												
98												
99												
1900												
01												
02												
1903												

F. BORREMANS. S.t

Légende :

❙ Dates des fêtes musulmanes. ▬ Épidémies de peste de l'Assyr.
---- Épidémies de peste de Djeddah.

démies de peste qui s'y trouvent inscrites, il y en a onze qui ont eu lieu de février à fin juin, et une d'octobre au 15 décembre. C'est la constatation — une fois de plus répétée — de ce que la peste n'aime ni les températures élevées, ni la sécheresse.

Quant à l'action du nombre des pèlerins et de leur encombrement, elle ne s'est fait nullement sentir; en effet, le tableau II nous montre que la peste a éclaté à Djeddah pendant quatre années où le pèlerinage était fort peu nombreux. De même, au moment de l'appa-

rition de la peste, soit à Djeddah, soit à Yambo, les
pèlerins ne s'y trouvaient pas encore ou ne s'y trouvaient plus.

Répercussion des épidémies de peste du Hedjaz. —
Les hadjis traversant Djeddah contaminé, soit à l'aller,
soit au retour, pendant les quatre années de 1897, 1898,
1899 et 1900, furent au nombre de 152.886.

D'un côté, 82.729 pèlerins se rendirent à la Mecque
en quittant Djeddah où régnait la peste, et de l'autre
70.157 vinrent s'y embarquer après les fêtes. Aucun de
ces hadjis n'a subi ni l'isolement ni la désinfection,
soit avant de se rendre à la Mecque, soit avant de
s'embarquer. Quel fut le résultat de cette manière de
faire?

Jamais les épidémies de peste de l'Assyr, ni celles
de Djeddah ou de Yambo, n'ont d'abord contaminé la
Mecque ou Médine : en 1899, deux malades atteints de
peste bubonique sont partis de Djeddah et sont allés
mourir à la Mecque, sans répandre d'ailleurs la contagion autour d'eux. Ce sont les seuls cas de peste que
l'on ait vus et constatés parmi les pèlerins en dehors
de Djeddah.

Enfin, ni à bord des navires à pèlerins après leur
départ, ni au lazaret de Tor — pendant les quatre
années en question — il n'a été constaté de cas de
peste sur les hadjis retournant en Europe, en Égypte,
ou dans le golfe Persique.

En un mot, bien que le pèlerinage n'ait jamais été
soit isolé, soit désinfecté, il a été impuissant à transporter la peste par l'intermédiaire de malades ou de
leurs effets.

Ainsi que le disait M. Balilis[1] : « Il est à remarquer

1. Balilis, délégué au Conseil supérieur de santé de Constantinople.
*Contribution à l'étude des mesures sanitaires contre la propagation de
la peste.* Constantinople, 1901.

que dans les lazarets ouverts depuis sept ans aux provenances des pays contaminés de peste, nous n'avons
eu jusqu'à présent aucun cas à signaler parmi les
nombreuses personnes retenues sous quarantaine. »

Ce fait de non-transmission de la peste, soit par les
hommes, soit par les effets, revêt, dans le cas présent,
une importance capitale, car il est appuyé par une statistique portant sur 152.886 individus que l'on range
dans la catégorie de ceux reconnus les plus aptes au
transport des épidémies, c'est-à-dire les pèlerins.

Épidémie-type de peste au Hedjaz. — Je résume ici
les principaux caractères présentés par la peste au
Hedjaz :

La peste de l'Assyr n'a jamais été importée à la
Mecque par des caravanes du Yémen, non désinfectées.

Les cas constatés sur les navires arrivant à Camaran
n'ont pas créé d'épidémie à bord ; *il n'y avait pas non
plus d'épizootie sur les rats.*

La peste a éclaté à Djeddah et à Yambo sans aucune corrélation avec le pèlerinage.

Elle n'a pas subi l'influence du nombre ou de
l'encombrement, mais cependant celle de la saison
tempérée.

Elle a frappé à peu près également les habitants de
la ville et les pèlerins.

Elle n'a pu s'étendre de Djeddah ou de Yambo jusqu'à la Mecque ou Médine, malgré le transit constant
de pèlerins.

Elle n'est apparue à bord d'aucun des navires em-
menant les hadjis au retour, ni dans les lazarets ; de
même, aucun des pays où les hadjis sont rentrés n'a
été contaminé par leur intermédiaire.

Modes de transport de la peste. — Les modes de
transport admis pour les épidémies de peste sont les
suivants :

1° Marchandises, — 2° Effets et bagages, — 3° Malades, — 4° Rats.

J'étudierai successivement le rôle qu'a joué, dans l'importation des épidémies de peste au Hedjaz, chacun de ces modes divers.

Rôle des marchandises. — La majeure partie des chargements arrivant à Djeddah provient des Indes; ils sont surtout composés de grains, riz, etc., et n'ont jamais subi une désinfection quelconque.

Ces marchandises ne semblent avoir joué, *par elles-mêmes*, aucun rôle dans l'importation de la peste à Djeddah; en effet, elles sont destinées, pour la plus grande partie, à la Mecque; or, cette ville n'a jamais été infectée. En admettant même qu'un seul ballot contaminé ait suffi pour causer la peste à Djeddah, les chargements ultérieurs, à destination de la Mecque, eussent dû s'infecter dans les dépôts de la ville et transporter ensuite l'épidémie jusqu'à la capitale.

Il ne saurait donc être question de l'importation de la peste à Djeddah par l'intermédiaire des marchandises. Je reviendrai d'ailleurs sur ce sujet en parlant du rôle des rats.

Rôle des effets et bagages. — Si les effets des pèlerins eussent apporté la peste au Hedjaz, l'éclosion de l'épidémie eut dû coïncider avec l'arrivée des pèlerins indiens : or, elle s'est produite antérieurement.

Ces effets auraient dû, en second lieu, se contaminer lors du passage des hadjis à Djeddah et transporter alors la peste dans tout le Hedjaz, d'autant plus facilement qu'ils ne furent jamais désinfectés.

Rôle des malades. — En quatre ans, 15.700 pèlerins provenant de pays contaminés de peste, ont été reçus à Camaran : ils avaient eu, en cours de route, deux décès par peste, et au lazaret il ne se produisit non seulement aucun décès, mais encore aucun cas.

En quatre épidémies, 82.789 pèlerins ont traversé Djeddah, se rendant à la Mecque : sur ce nombre, deux y moururent de peste sans créer d'épidémie.

En quatre épidémies 70.157 pèlerins s'embarquent à Djeddah, sans causer un seul décès par peste ni à bord des navires, ni dans les lazarets.

Le rôle des malades a donc été nul dans les épidémies du Hédjaz.

Rôle des rats. — La peste de Djeddah ou de Yambo ne provient certainement pas de l'Assyr : ces deux villes n'ayant aucune relation directe avec cette province, pour arriver de l'Assyr à Djeddah, la peste eût d'abord dû traverser la Mecque et y laisser trace de son passage.

Par contre, les épidémies de Djeddah ont coïncidé avec celles de l'Inde ; il est donc certain que la première en provint. En effet, ce qui frappe tout d'abord dans l'étude de la peste du Hedjaz, c'est ce fait : les deux seules villes infectées furent les deux seuls ports de la région. Par conséquent cette contamination est forcément le résultat de la navigation et cependant, ni les effets des pèlerins, ni les pèlerins eux-mêmes, ni les marchandises, n'ont été les intermédiaires par lesquels la peste s'est propagée.

Mais si les marchandises n'ont joué *par elles-mêmes* aucun rôle dans le transport de la peste, il n'en est pas moins vrai qu'elles ont donné lieu, dans le port de Djeddah — pour les débarquer — à un certain nombre de manipulations : il a fallu ouvrir les cales, faire communiquer le navire avec la terre, au moyen de nombreuses barques chargées du transport jusqu'au quai. Or, comme c'est surtout du riz qui est importé des Indes, il était naturel qu'il y eût à bord de ces navires un grand nombre de rats qui ont profité de la voie qui leur était ouverte pour les quitter ; il a suffi que ces rats fussent contaminés de peste à bord d'un seul de ces vapeurs pour infecter Djeddah ou Yambo.

Au delà de ces deux ports s'étend le désert, il n'y a pas de communications fluviales, la peste n'a pu se propager dans l'intérieur des terres et elle est demeurée étroitement cantonnée dans les deux villes.

Les marchandises n'ont donc été qu'une cause occasionnelle dans l'importation de la peste : c'est lorsqu'on les a transportées à terre que les rats y sont allés avec elles, et c'est parce que ces marchandises étaient surtout des grains, qu'il y avait plus de chances d'avoir des rats à bord ; mais les marchandises — en elles-mêmes — n'ont joué aucun rôle.

On pourra maintenant élever l'objection suivante : comment se fait-il que sur ces navires emportant des rats contaminés, ayant à bord un équipage indigène, voire même des pèlerins, aucune épidémie de peste ne se soit manifestée ?

L'étude des épidémies de peste, terrestres et navales, qui se sont produites en ces années dernières nous donne la raison de ce fait[1].

Dans toute ville qui vient d'être infectée, l'épizootie des rats précède d'environ trois semaines l'apparition des premiers cas humains ; cela résulte de très nombreuses constatations faites un peu partout. Il en est de même à bord des navires : lorsque des rats infectés viennent à s'y introduire, l'épizootie règne parmi eux pendant le même temps, puis se transmet aux hommes de l'équipage, en débutant presque toujours par ceux qui appartiennent au service de la cuisine ou de la cambuse.

Ces exemples sont déjà nombreux dans la littéra-

---

1. Borel. Observations sur la peste et son mode de propagation. *Revue d'hygiène*, septembre 1902.

ture médicale; j'en rappellerai seulement trois de
l'exactitude desquels je suis certain :

I. Le navire *Turkistan*[1] quitte Port-Saïd contaminé
à la fin de décembre 1899. — Dans les premiers jours
de janvier on constate l'épizootie sur les rats et le
22 janvier le cuisinier est atteint de peste bubonique.

II. Le navire *Gironde*[2]. — 17 octobre 1895, épizootie sur les rats; 2 novembre 1898, premier cas de
peste bubonique sur un Malgache de la cambuse.

III. Le navire *Laos*[3] quitte Hong-Kong contaminé
le 3 juin 1901. — 9 juin, constatation de la mortalité des rats; 29 juin, premier cas sur un chauffeur
arabe.

De Bombay à Djeddah le voyage dure seulement
dix à douze jours; la peste s'est déclarée en janvier
à Djeddah, or, les navires n'apportant pas de pèlerins
indiens à ce moment-là ne subissent pas de quarantaine à Camaran, et viennent directement à Djeddah.
Là ils sont bien soumis à l'isolement mais seulement
quant à leurs équipages, et les marchandises sont
débarquées librement.

La contamination de Djeddah ou de Yambo s'est
donc produite selon le mécanisme suivant :

Un navire apportant du riz avait eu de la mortalité des rats en cours de route; à son arrivée à Djeddah les rats ont émigré du bord par le moyen des
samboucks de déchargement et sont venus contaminer
la ville, contamination qui, pour Djeddah, a causé
4 épidémies se répétant d'année en année comme
dans beaucoup d'autres villes.

---

1. Observation fournie par le capitaine du navire lui-même.
2. Observation fournie par le Dr Hamel, médecin sanitaire maritime
à bord de la *Gironde*.
3. Observation fournie par le Dr Cédié, médecin sanitaire maritime
à bord du *Laos*.

C'est donc la navigation générale qui a infecté ce port et non le pèlerinage.

Djeddah a été contaminé de peste comme port de commerce, et non comme port de débarquement des pèlerins.

CHAPITRE V

PARALLÈLE ENTRE LA PESTE ET LE CHOLÉRA
AU HEDJAZ

Marche comparée de la peste et du choléra à Djeddah. — Le transport comparé des épidémies de peste et de choléra.

Marche comparée de la peste et du choléra à Djeddah. — Le choléra et la peste ayant existé successivement à Djeddah je crois qu'il est intéressant de comparer la marche de ces deux affections évoluant tour à tour sur un même terrain et parmi les mêmes individus. A l'époque du pèlerinage la ville de Djeddah renferme deux éléments de population nettement distincts l'un de l'autre : les habitants de la ville et les pèlerins.

Les habitants sont au nombre de 20.000 environ et fournissent une mortalité mensuelle moyenne de 2,60 p. 1.000.

La mortalité moyenne des pèlerins — pour un pèlerinage entier — est à Djeddah même de 3,20 p. 1.000 ; étant donné que chacun de ces pèlerins séjourne environ un mois à Djeddah, on voit que leur mortalité est à peu près égale à celle des habitants de la ville.

Les épidémies de choléra et de peste ayant coïncidé avec l'époque du passage des pèlerins, on peut déterminer — approximativement — dans quelle proportion chacun des éléments de cette population a été atteint par l'une ou l'autre de ces affections.

Le tableau suivant compare la mortalité des pèlerins et celle des habitants pendant les quatre épidémies de peste de 1897, 1898, 1899 et 1900.

ANNÉES	PÈLERINS		HABITANTS	
	MORTALITÉ moyenne pour 4 mois de passage et d'épidémie.	**3,20 p. 1000**	MORTALITÉ moyenne pour 4 mois d'épidémie.	**10,40 p. 1000**
	Mortalité totale en temps de peste.	Excédent imputable à la peste.	Mortalité totale en temps de peste	Excédent imputable à la peste
1897.	6,83 p. 1000	3,63 p. 1000	28,60 p. 1000	18,20 p. 1000
1898.	5,95 —	2,75 —	29,40 —	19,20 —
1899.	7,78 —	4,58 —	31,00 —	21,00 —
1900.	7,49 —	4,29 —	14,20 —	4,20 —
Moyenne des 4 années de peste :	7,01 p. 1000	3,81 p. 1000	26,05 p. 1000	15,60 p. 1000

Si, comme il a déjà été dit, chacun des pèlerins séjourne environ un mois à Djeddah, ce temps représente à peu près le quart de la durée totale d'une épidémie de peste; il résulte donc des chiffres énoncés ci-dessus que la mortalité des pèlerins par peste est sensiblement égale à celle des habitants : habitants et pèlerins sont atteints à peu près dans la même proportion, et subissent le même sort.

Durant les épidémies de choléra il n'en est plus de même; je ne possède malheureusement de chiffres exacts que pour la dernière épidémie, celle de 1902; mais le fait en lui-même a été remarqué depuis fort longtemps : en temps de choléra, ce sont les pèlerins seuls qui sont atteints, c'est à peine si on constate quelques rares cas sur les habitants de la ville. Le tableau VI (dernière colonne) prouve nettement la chose.

TABLEAU VI.

Mortalité comparée des habitants de Djeddah et des pèlerins, traversant la ville, en temps de peste et de choléra.

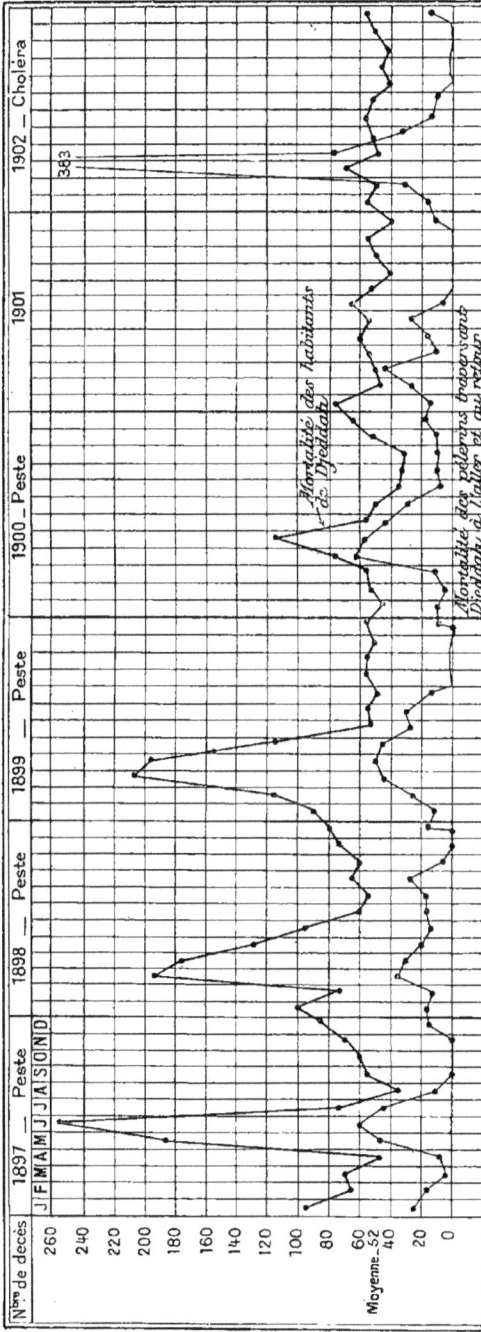

	1897 — Peste	1898 — Peste	1899 — Peste	1900 — Peste	1901	1902 — Choléra
Pèlerins. Aller :	35.395	17.589	30.843	34.297	47.336	52.616
Retour :	19.018	19.451	21.904	26.102	26.077	42.354
Habitants......	20.000	»	»	»	»	»
Nombre de cas de peste ou de choléra constatés.						
	66	43	146	415	—	314

1. Sur 33.058 : les 11.469 autres, par mesure de précaution, furent débarqués à environ 10 kilomètres de Djeddah.

Pendant les deux mois que dura l'épidémie de choléra de Djeddah en 1902 la mortalité des habitants ne surpassa la moyenne que de 1,50 p. 1.000, soit 0,75 p. 1.000 et par mois.

Au contraire, la mortalité des pèlerins s'est élevée subitement à 15,10 p. 1.000, en excédent de 11,90 p. 1.000 sur la moyenne.

En résumé :

Lors du choléra, c'est le pèlerinage lui-même qui est contaminé et non la ville ;

Lors de la peste, c'est la ville de Djeddah elle-même qui est infectée et non le pèlerinage.

En comparant les tableaux I et V on retrouve une nouvelle preuve de cette distinction entre la contamination de Djeddah et celle du pèlerinage.

Le tableau I qui réunit toutes les épidémies de choléra du Hedjaz montre avec précision que la série des fêtes du Baïram concorde exactement avec la série des épidémies de choléra : les secondes dépendent étroitement des premières ; c'est bien le pèlerinage qui est la cause du choléra.

Le tableau V groupant les épidémies de peste de l'Assyr et du Yémen fait constater, au contraire, que la série des fêtes du Baïram vient traverser la série d'épidémies de peste, sans que les dernières semblent être influencées par les premières. En un mot, si le pèlerinage se fût trouvé en novembre, par exemple, lors de la peste à Djeddah, celle-ci n'en eût pas moins existé à la même époque : elle est indépendante des pèlerins, ayant coïncidé avec leur passage, mais n'ayant avec lui aucune relation de cause à effet.

D'ailleurs la répercussion comparée des épidémies de choléra et de peste du Hedjaz nous prouve que si les pèlerins emportent avec eux le choléra et le font disparaître de Djeddah, par contre ils n'ont jamais emporté la peste, et malgré leur départ elle a continué à évoluer dans la ville.

Si donc les pèlerins sont aptes à emporter le choléra, ils doivent être aptes à l'apporter.

Au contraire, il est certain que ces mêmes hadjis qui n'ont jamais emporté la peste avec eux en dehors de Djeddah ne peuvent non plus être incriminés de l'y avoir importée.

Le transport comparé des épidémies de choléra et de peste. — Le choléra et la peste du Hedjaz ont tous deux été de provenance indienne, leur mode de transport des Indes jusqu'à Djeddah a été tout différent et cependant on peut trouver entre eux un point commun.

Marchandises, malades, effets n'ont paru jouer dans ce transport aucun rôle, ou, pour parler plus exactement, quand ils ont pu en avoir un, la désinfection et l'isolement nous ont permis de l'annihiler entièrement.

Par conséquent, en dehors des modes précédents contre lesquels on lutte actuellement avec succès, il en existe d'autres qui sont encore mal déterminés ou contre lesquels la lutte n'est pas organisée à l'heure présente, dans le cas du pèlerinage musulman tout au moins.

En définitive, il existe deux modes de transport des épidémies, modes nettement distincts :

Le premier, c'est le *transport à courte distance* d'un microbe sorti du milieu où il peut cultiver.

Le microbe est alors comparable à une graine qui bientôt va se dessécher puis mourir si elle ne rencontre pas le terrain sur lequel elle pourra germer et proliférer.

La désinfection est un moyen radical pour supprimer ce mode de transport.

Le second — commun aux deux maladies — c'est

le *transport à longue distance* du microbe conservé dans un milieu où il peut se cultiver : dans un organisme vivant.

Qu'on me permette une comparaison.

Si, désireux d'entreprendre des recherches microbiologiques, je veux rapporter de Bombay en Europe des échantillons vivants de microbes de la peste ou du choléra, quelle technique suivrai-je?

Vais-je, prenant un morceau de ouate stérilisée, l'imbiber de la sérosité d'un bubon pesteux, l'imprégner de déjections cholériques et ensuite l'emporter dans un récipient bien clos? Lors de mon arrivée je pourrais être certain de ne plus retrouver mes microbes vivants.

Je prendrai un milieu de culture approprié, j'y ensemencerai mon microbe, je le maintiendrai à une température fixée, et au besoin même je le repiquerai sur un nouveau tube pendant le cours de la traversée afin qu'il ne perde pas de sa vitalité.

Je pourrai même s'il s'agit de la peste — en prenant toutes les précautions voulues — transporter des animaux infectés les inoculant au fur et à mesure de leurs morts.

En accomplissant ces diverses manœuvres je ne ferai pas autre chose que de copier la nature elle-même.

Si le vibrion du choléra, si le bacille de la peste, peuvent être transportés à longue distance, c'est qu'ils se trouvent placés tous deux dans le milieu de culture nécessaire à la conservation de leur vitalité, à la température qui leur est utile, et même, pour le bacille de la peste, il se fait naturellement parmi les rats des inoculations en série; ils ont été tous deux apportés par l'intermédiaire d'organismes vivants :

Le vibrion du choléra à l'état latent se cultivant dans dans un intestin, son milieu de culture de choix;

Le bacille de la peste évoluant chez le rat, son animal de choix.

Nous sommes arrivés — par les progrès de la bactériologie et de l'hygiène — à ne plus craindre le premier mode de transport, c'est encore grâce à ces mêmes progrès que nous pouvons déterminer, puis combattre le second, celui que j'appellerai par *organisme vivant.*

TROISIÈME PARTIE

DE L'ORGANISATION SANITAIRE DU PÈLERINAGE MUSULMAN

ET DE LA POLICE SANITAIRE MARITIME EN GÉNÉRAL

CHAPITRE PREMIER

DU CONSEIL SUPÉRIEUR DE SANTÉ DE CONSTANTINOPLE

Origine du Conseil supérieur de santé de Constantinople. — Histoire du Conseil supérieur de santé de Constantinople. — Evolution du Conseil supérieur de santé de Constantinople. — Situation actuelle du Conseil supérieur de santé de Constantinople. — Etat actuel de l'administration sanitaire de l'empire ottoman. — Réforme du Conseil supérieur de santé de Constantinople. — L'œuvre du Conseil réformé.

Nous connaissons le Hedjaz dans son état actuel, nous savons suivant quelles lois les épidémies y ont évolué depuis une quarantaine d'années, nous avons constaté que seul le choléra est importé à la Mecque par les pèlerins; nous avons vu que l'introduction de la peste, par contre, ne résulte pas du pèlerinage; il nous est relativement facile maintenant de déterminer les mesures prophylactiques, à la fois pratiques et utiles, qui sont les meilleures à adopter pour rendre aussi inoffensive que possible, au point de vue sanitaire, la grande manifestation religieuse de l'Islam.

Mais ce n'est pas tout que d'édicter des mesures, il les faut appliquer et ce de façon suivie; or, cette application dépend ici tantôt de divers gouvernements, tantôt de l'Empire ottoman ou plutôt du Conseil supérieur de santé de Constantinople, tantôt enfin de tous ou de plusieurs d'entre eux réunis. Il importe donc de connaître d'abord l'administration qui préside en Turquie à l'organisation sanitaire du pèlerinage musulman : j'ai nommé le Conseil supérieur de santé de Constantinople.

Origine du Conseil supérieur de santé de Constantinople. — En 1838, le sultan Mahmoud II, alors régnant en Turquie, constatant les ravages presque continuels qu'exerçaient dans son empire la peste et le choléra, résolut d'adopter les méthodes suivies par les puissances européennes tant pour se préserver de l'envahissement des épidémies que pour les empêcher de s'étendre; il voulut réunir une assemblée composée de médecins, spécialisés dans l'étude de ces sortes de questions, et lui donner charge de prendre puis d'exécuter les mesures qui sembleraient les plus utiles en la matière.

Le sultan Mahmoud II, pour organiser cette nouvelle administration, s'appuyait — au point de vue religieux — sur le verset des Hadiz, déjà cité dans un chapitre précédent, verset préconisant en règle générale contre les épidémies les quarantaines et l'isolement, seules précautions reconnues comme efficaces au moment de la fondation du Conseil de santé.

Le 25 Mouharrem 1254 (28 avril 1838), le sultan Mahmoud II portait à la connaissance des missions étrangères accréditées auprès de lui son intention d'instituer un tel service; la circulaire faisant cette notification était adressée aux ambassades suivantes : Angleterre, Autriche, Espagne, France, Pays-

Bas, Prusse, Russie, Suède; elle était conçue en ces termes[1] :

Sa Majesté, cédant à l'impulsion de Son excellent cœur qui la porte toujours à faire le bonheur de Son empire par des actes de bienfaisance et de miséricorde, Se plaît à répandre sur tous les peuples soumis à Son Sceptre des bienfaits de tout genre.

Conséquemment à ce principe et dans le but d'éloigner de Sa Capitale les craintes que ne manque pas d'inspirer la contagion qui y règne par intervalles, Sa Majesté a ordonné que des mesures de quarantaine soient adoptées dans tout l'empire.

Il est évident que l'établissement de ces mesures sera utile sous tous les rapports; elles offriront le double avantage d'assurer en premier lieu le bien-être de tout l'empire et de rendre ensuite sûres les communications réciproques de cet empire avec les États Amis de la Sublime-Porte.

Des commissaires s'occupent du mode d'exécution de ces mesures, du choix des endroits où doivent être placés les lazarets ainsi que de différents autres points qui s'y rattachent, et plus tard le ministère des Affaires étrangères informera amicalement le Corps diplomatique de ce qui aura été définitivement adopté.

En attendant, Nous Nous empressons de remettre la présente note officielle à Notre Ami le Chargé d'affaires de N... pour l'informer, un moment plus tôt, de cette discussion, et Nous saisissons cette occasion pour lui réitérer l'assurance de Notre parfaite considération.

Le nouveau service se constitue donc et le 24 Rébiul-Ewel 1255 (10 juin 1839) il publie un *Règlement organique du Conseil de santé pour les provenances de mer* précédé d'un préambule qui détermine les attributions du nouveau Conseil et dont voici le texte :

Les soussignés composant, d'une part le Conseil de santé sous la présidence de S. E. Hifzy Moustapha pacha, de l'autre la délégation étrangère accréditée par les diverses missions à la demande de la Sublime-Porte près ledit Conseil, s'étant réunis en conférence à l'effet de délibérer sur le choix du système qua-

1. Tous les textes officiels sont extraits du *Recueil d'actes internationaux de l'empire ottoman* publié par Gabriel effendi Noradounghian. Paris, 1897.

rantenaire le mieux approprié à cette capitale contre les provenances de mer, animés d'un égal désir de concilier autant que possible les garanties sanitaires avec les besoins du commerce maritime ont, après mûre délibération, arrêté de commun accord les résolutions suivantes...

A son début le Conseil supérieur de santé de Constantinople était donc formé de membres ottomans, composant le Conseil proprement dit, auxquels venait s'adjoindre une délégation étrangère.

Les membres ottomans, au nombre de sept, étaient : S. E. Hifzy Moustapha pacha, président, le Dr Minas, le Dr Mac-Carthy, le Dr Neuner, le Dr Bernard, le Dr Marchand et M. G. Francheschi, secrétaire.

Les délégués étrangers étaient : MM. Pezzoni, E. de Caldavène, Ant. de Raab, F. Bosgiovich et J. Bosgiovich, soit cinq personnages appartenant tous au monde diplomatique ou consulaire, et dont aucun n'était médecin.

La liste nominative des membres du Conseil et de la délégation étrangère, en 1838, est des plus utiles à connaître : elle nous montre en effet qu'à cette époque les membres ottomans — à l'exception du pacha-président et du secrétaire — étaient tous des médecins et des médecins européens ; les délégués étrangers au contraire n'étaient point des praticiens et appartenaient au monde diplomatique.

Un pareil choix était fort judicieux et les attributions spéciales de chacun de ces deux éléments paraissaient déterminées dans le préambule précédant le premier règlement.

Les membres du Conseil — *médecins* — agissant au nom du gouvernement ottoman devaient préconiser les mesures propres à assurer les *garanties sanitaires* jugées nécessaires à la préservation de l'empire ; par contre, les délégués étrangers — *non médecins* — administrateurs agissant au nom des puissances européennes prenaient en main les *besoins du commerce maritime*. De la réunion de ces deux éléments — nettement distincts — devait naître la conciliation réciproque et des intérêts sanitaires et des intérêts commerciaux.

Mais le rôle de la délégation étrangère ne se bornait pas là : en effet, le nouveau service — pour fonctionner utilement — avait besoin de se constituer des ressources financières provenant d'un impôt sur la navigation marchande. Or — étant donnée la situation politique spéciale de la Turquie qui ne saurait frapper les étrangers d'une taxe quelconque sans autorisation préalable des puissances intéressées — la délégation étrangère accréditée auprès du Conseil de santé présidait non seulement à la fixation et à la rentrée de ces nouveaux droits, mais encore veillait à l'emploi raisonné et judicieux des fonds encaissés.

Résumons l'ensemble de ces données dont il importe de bien se pénétrer : en 1839, le gouvernement ottoman, de sa propre initiative, sélectionnant cinq médecins étrangers compétents en matière sanitaire et les plaçant sous la présidence d'un de ses hauts fonctionnaires, s'engageait à organiser un service sanitaire dans son empire; mais comme ce service, jugé nécessaire par les puissances étrangères, intervenait dans la libre circulation de la marine marchande et qu'il était admis à prélever sur elle des taxes, les représentants de cinq grandes puissances européennes contrôlaient l'utilité des mesures et le bon usage des fonds collectés.

Histoire du Conseil supérieur de santé de Constantinople. — Toute l'histoire du Conseil supérieur de santé de Constantinople tient, en quelque sorte, dans la liste des diverses réglementations qu'il a édictées de 1839 à nos jours. Nous voyons l'administration s'organiser peu à peu, l'influence des conférences sanitaires internationales s'y montre souvent évidente, et enfin — suivant les diverses épidémies qui apparaissent en Turquie et suivant les besoins nouveaux — nous constatons les progrès de la règlementation sanitaire [1].

1839. — Règlement organique pour les provenances de mer.

1839. — Règlement organique pour les provenances de terre.

1840. — Instructions générales pour le personnel sanitaire de l'empire ottoman.

1841. — Mesures sanitaires applicables aux courriers et postillons de la Sublime-Porte.

1863. — Règlement applicable aux navires arrivant sans patente de santé ou avec patente de santé irrégulière.

1863. — Règlement applicable aux provenances de fièvre jaune [2].

1866. — Règlement applicable aux bateaux remorqueurs du Bosphore.

1867. — Règlement applicable aux provenances de choléra [3].

1868. — Règlement applicable aux inhumations dans la capitale et ses environs.

1869. — Règlement applicable aux exhumations.

1871. — Règlement applicable aux navires passant par les détroits des Dardanelles et du Bosphore, suivi d'une instruction pour le personnel.

1871. — Règlement pour la sortie des navires de commerce des Dardanelles.

1871. — Instructions au commandant du stationnaire pour la réception des firmans.

Tous ces règlements nous font voir que l'administration s'est organisée, que la surveillance est exercée;

---

1. Cette partie de ma tâche a été facilitée par la collection faite dernièrement par le Dr Duca, et réunissant en un volume — d'intérêt purement rétrospectif d'ailleurs — tous les règlements du service sanitaire ottoman.

2. Conséquence de l'épidémie de fièvre jaune de Saint-Nazaire, en 1861.

3. Conséquence du choléra de 1865.

mais jusqu'en 1879 le rôle du service sanitaire — en
Turquie comme partout ailleurs — est purement
passif, la quarantaine et l'isolement dont il fait usage
sont des armes défensives. C'est — en 1879 — que nous
voyons poindre l'arme offensive : la désinfection.

1879. — Instructions sur la désinfection applicable dans les établissements quarantenaires.

Nous arrivons ensuite à une nouvelle période :
l'organisation sanitaire a été faite ; maintenant il s'agit
de constituer une administration complète sur le
modèle de celles existant en Europe ; de plus, des
abus ayant été commis par un personnel mal recruté
et n'ayant qu'une situation aléatoire, il devient nécessaire de lui assurer son présent et son avenir afin
d'empêcher — autant qu'il se peut en Orient — le
renouvellement de faits nuisant singulièrement à la
bonne renommée du service. Aussi pendant plusieurs
années il ne paraît plus que des règlements exclusivement d'ordre administratif [1].

1882. — Tarif des droits sanitaires.
1882. — Règlement applicable à la perception des droits sanitaires.
1885. — Organisation du service de la comptabilité à l'administration sanitaire.
1885. — Règlement de l'économat.
1885. — Règlement du bureau de contrôle et de statistique.
1885. — Commissions du personnel et des pensions de retraite.
1885. — Règlement concernant les frais de voyage et les congés.
1889. — Dispositions administratives concernant le mode de
régler les appointements, les frais de voyage et les
congés.

1. La plupart de ces règlements sont dus à S. E. le Dr Cozzonis
effendi, ancien inspecteur général de l'administration, qui a su laisser
dans le service la trace d'une action personnelle tout à la fois ferme
et compétente.

A partir de 1893 nous retrouvons les choses sanitaires :

1893. — Règlement applicable aux navires qui arrivent de la Méditerranée aux Dardanelles.

Puis, les méthodes de désinfection ayant pris une importance considérable et la peste étant parvenue des Indes jusque dans les ports de la Méditerranée, paraissent successivement :

1899. — Instructions générales sur la désinfection applicable dans les établissements quarantenaires, suivies des instructions spéciales sur la conduite à tenir en présence d'un cas de peste.

1903. — Instructions générales sur la désinfection applicable aux provenances des ports contaminés de choléra, peste ou fièvre jaune.

Enfin, chaque année, il est publié un règlement spécial applicable au pèlerinage musulman, fixant les dates d'ouverture des lazarets, déterminant la durée des quarantaines à subir par les pèlerins des diverses provenances et enfin édictant certaines mesures relatives au transport par navires des hadjis.

Voilà — retracée rapidement — l'œuvre accomplie par le Conseil supérieur de santé de Constantinople de 1839 à 1903. Nous constaterons ultérieurement quelle en est la valeur en ce qui concerne les résultats obtenus, car ce n'est pas tout de publier des règlements, il faut encore qu'ils soient appliqués.

Évolution du Conseil supérieur de santé de Constantinople. — A son origine — ainsi qu'on l'a vu — le Conseil était composé de sept membres ottomans, la plupart médecins européens, auxquels se joignaient cinq personnalités consulaires représentant les puissances européennes intéressées.

Mais — depuis 1839 — la carte de l'Europe a été

considérablement remaniée; des pays dont le commerce maritime était presque nul autrefois ont maintenant une flotte marchande des plus importantes; il
en est résulté que des représentants nouveaux sont
entrés à juste titre dans le Conseil — celui de Grèce,
par exemple.

Puis — sous des influences que je ne saurais déterminer — d'organisme de préservation sanitaire le
Conseil est arrivé petit à petit à jouer un rôle presque exclusivement politique : d'autres puissances qui
n'avaient qu'un intérêt commercial des plus restreints
ont voulu alors avoir leur voix; de là, création de
nouveaux sièges de délégués ne répondant plus à une
nécessité absolue; joignons à cela — que surtout en
ces dernières années — le gouvernement ottoman s'est
trouvé trop heureux de pouvoir donner à quelques
personnages protégés des postes bien et régulièrement
payés, chose rare à l'heure actuelle en Turquie, et
nous avons devant les yeux l'évolution, lente, mais
exacte, du Conseil de santé.

Si au début chacun fut de bonne foi, l'empire ottoman d'un côté et les puissances européennes de
l'autre, si à ce même début et encore pendant de longues années tous travaillèrent avec énergie à la tâche
ardue d'extirper les épidémies du territoire turc et à
les empêcher de l'envahir à nouveau, il n'en est plus
de même maintenant. A qui incombe la faute initiale
de cette désorganisation du service sanitaire? Je ne
saurais le préciser, mais, ce qui est certain, c'est que
l'élément ottoman et l'élément étranger y ont contribué chacun dans une large part.

**Situation actuelle du Conseil supérieur de santé
de Constantinople.** — Actuellement le Conseil de
santé se compose de huit délégués ottomans et de
treize délégués étrangers.

La délégation ottomane comprend six Turcs et deux médecins, fonctionnaires de l'administration, mais ayant la nationalité ottomane eux aussi : cette délégation forme un bloc compact dont les membres doivent voter d'après les ordres précis du président et sans se préoccuper de l'utilité ou du désavantage des mesures à prendre. Il importe donc peu qu'ils aient ou non une valeur scientifique, puisque le but à atteindre est essentiellement politique[1].

A côté de cette délégation nettement ottomane se groupe la délégation étrangère maintenant entièrement formée de médecins — à deux exceptions près — et renfermant treize membres.

On remarque donc un premier fait et non des moins importants : si au début les membres ottomans — médecins — avaient pour mission de veiller aux intérêts sanitaires de la Turquie et si, à côté d'eux, les membres étrangers — non médecins — étaient alors chargés de sauvegarder les intérêts du commerce européen, la situation s'est modifiée du tout au tout et, chose bizarre, ce sont maintenant des ottomans — non médecins et n'ayant en vue aucun intérêt médical — qui ont soin de la défense sanitaire de la Turquie, alors que ce sont des étrangers — médecins pour la plupart — qui veillent aux intérêts de leurs commerces respectifs.

C'est du renversement des rôles de chacune des délégations qu'est née la désastreuse situation actuelle.

On pourra m'objecter que s'il y a huit membres ottomans, par contre il y en a treize étrangers; en conséquence, quelque union que puissent former les premiers, si les Européens se coalisent eux aussi pour

---

1. Sur les six membres turcs deux ignorent complètement le français et un troisième en sait à peine quelques mots : or, c'est en cette langue qu'ont lieu toutes les délibérations du Conseil.

la double cause sanitaire et commerciale ils auront quand même la prééminence dans le Conseil par la force seule du nombre.

Mais l'empire ottoman en favorisant la multiplication des postes de délégués étrangers, a tout d'abord suivi un de ses grands principes de politique internationale : *divide ut imperes*. Plus les membres d'un conseil sont nombreux, plus ils représentent d'intérêts divers et souvent opposés, moins ils arrivent à s'entendre et plus il devient difficile de grouper une majorité ; or, dans le cas présent, les huit voix ottomanes qui se trouvent à la disposition absolue du président, jointes à la prépondérance de son propre vote en cas de partage, assurent presque toujours au gouvernement ottoman la majorité dans toutes les discussions.

Là n'est point le seul triomphe de la politique ottomane qui a su faire mieux. Des sièges de délégués ont été successivement accordés à certaines puissances, bien qu'ils ne répondissent point à un intérêt commercial immédiat : ces puissances désiraient seulement se ménager au moment opportun une place dans un conseil devenu surtout politique. N'ayant pas — à l'heure actuelle — une nécessité absolue d'être représentées, elles n'ont donc point voulu envoyer à grands frais un délégué spécial, jusqu'à nouvel ordre un *locum tenens* leur a semblé suffisant et elles se sont adressées à des médecins pris dans l'élément local ; les sollicitations pour l'obtention de ces places — même gratuitement — ne leur ont point manqué et elles ont introduit de la sorte dans le conseil l'*élément levantin* : ce fut une grosse faute ; ces médecins, représentant un pays dont les intérêts commerciaux n'étaient point en jeu, se sentant libres de toutes entraves du côté des ambassades qui les envoyaient siéger au Conseil, s'occupèrent de leurs intérêts personnels, se souciant peu s'ils entraient en conflit avec ceux des autres puissances. Or, leurs intérêts sont tous dans le pays, et chacun de ceux qui a été nommé de la sorte a forcément grossi le groupe ottoman, lui donnant l'importance — néfaste pour le commerce — qu'il possède aujourd'hui.

En réalité, la majorité du Conseil de santé se compose donc des huit délégués ottomans auxquels viennent se joindre, tout naturellement, quatre levantins accrédités par des puissances étrangères, ce qui forme un total de douze voix à la disposition du gouvernement turc. C'est contre ces douze voix — renforcées par la prépondérance du vote présidentiel — que viennent combattre inutilement les neuf délégués des pays européens | véritablement intéressés à l'intégrité sanitaire du territoire ottoman se conciliant avec le minimum de pertes pour la navigation marchande.

La lutte est inégale et ce sont les véritables intéressés, les seuls alimentant la caisse sanitaire, qui sont régulièrement vaincus, et dont le commerce paie, non moins régulièrement, les fantaisies extra-sanitaires que l'élément turco-levantin du Conseil — dans son incompétence et dans sa haine de l'Européen — se plaît à édicter.

Il me devient nécessaire ici de dépeindre ce qu'est véritablement cet élément levantin dont je signale l'influence désastreuse. J'avoue que mon embarras est grand — non pas que je me dénie le droit de porter un jugement — mais parce que je ne voudrais point tracer une esquisse qui, bien qu'exacte, pût être taxée de partialité : je préfère laisser la plume à un poète ancien mais toujours vrai, à Juvénal.

Cet élément levantin qui infeste maintenant Constantinople est le même qui — sous une autre nom — infestait la Rome antique, et le satiriste latin a trop bien décrit le *græculus* d'autrefois pour que je cherche à mieux portraiturer le levantin d'aujourd'hui, digne petit-fils du premier :

Hic alta Sicyone ast hic Amydone relicta,
Hic Andros, ille Samo, hic Trallibas aut Alabandis,
Esquilias, dictumque petunt a vimime collem,
Viscera magnarum domuum dominique futuri.
Ingenium velox, audacia perdita, sermo
Promptus et Isœo torrentior. Ede, quid illum
Esse putes? Quemvis hominem secum attulit ad nos :
Grammaticus, rhetor, geometres, pictor, aliptes,
Augur, schœnobates, medicus, magus : omnia novit.
Grœculus esuriens in cœlum, jusseris, ibit.

. . . .

Non sumus ergo pares : melior qui semper et omni
Nocte dieque potest alienum sumere vultum [1]...

Je passe les meilleurs traits.

Nous avons considéré d'abord l'élément turc du Conseil formant un groupe compact, nous avons vu l'élément levantin qui vient le renforcer, esquissons maintenant en quelques traits l'élément véritablement européen de ce même Conseil. Si parmi ces délégués il s'en trouve — de trop rares malheureusement — qui ont toujours fait preuve d'une compétence soit administrative, soit scientifique indiscutable, le choix des pays européens n'a pas toujours été aussi heureux.

[1]. Ils partent, l'un de la haute Sicyone, l'autre d'Amydon, celui-ci d'Andros, celui-là de Samos, cet autre de Trabes ou d'Alabandes : ils viennent se poster sur les Esquilies ou le mont Viminal tout prêts à pénétrer au sein des administrations puissantes dont ils méditent la conquête. Ils ont un esprit ardent, une audace effrénée, la parole plus prompte et plus rapide que celle d'Iseus. Voyons, que penses-tu de ce levantin? Quand l'un d'eux nous arrive il apporte avec lui les talents et les vices de tous les autres hommes : il est grammairien, rhéteur, géomètre, peintre, baigneur, augure, danseur de corde, médecin, magicien : il sait tout. Tu l'ordonnes : un levantin affamé va monter au ciel... Nous ne pouvons rivaliser, cédons la place à celui qui peut, nuit et jour, composer son visage. (Juvénal, *Urbis incommoda*.)

Quelques délégués, incapables — par leur manque de connaissances en matière d'hygiène — de fournir convenablement la besogne qui leur incombe se sont vite considérés comme des ambassadeurs en réduction ; ne pouvant faire de la science, ils ont fait de la politique. Or, l'administration ne disposant d'aucun règlement fixe, et chacun des incidents qui se présentent dans le service nécessitant tour à tour une délibération spéciale, ils ne virent bientôt, eux aussi, dans l'édiction des mesures à prendre, que le moyen de vexer le commerce d'un voisin plus industrieux ; d'autres ne regardèrent plus l'épidémie éclose chez un allié comme une véritable épidémie ; enfin chacun, lorsque son territoire colonial, par exemple, se trouva infecté, s'efforça de pallier, voire même de cacher la chose au risque de contaminer tous les autres par l'intermédiaire du pèlerinage. Ce fut le règne des basses intrigues issues de courtes intelligences qui s'établit rapidement.

Qui paie toujours les frais énormes et injustifiés occasionnés par les décisions insensées de ce Conseil? La navigation européenne.

On peut interroger sans crainte les bilans de toutes les sociétés maritimes dont les navires sillonnent la Méditerranée, la mer Noire ou la mer Rouge — à quelque pavillon qu'elles appartiennent — on verra ce que le Conseil supérieur de santé de Constantinople — à majorité soi-disant européenne — a coûté de centaines de mille francs — de millions peut-être — à ces compagnies déjà peu florissantes.

D'ailleurs, l'examen du tableau suivant fera saisir ces choses mathématiquement ; si je ne puis préciser l'importance du trafic maritime de chaque puissance dans les eaux ottomanes, je puis néanmoins l'évaluer approximativement d'après l'élévation des droits sani-

taires payés par chacune d'entre elles à la caisse sanitaire; plus la somme des taxes soldées est considérable, plus le nombre des navires d'un même pavillon
fréquentant les ports ottomans est élevé. Ce tableau
donne la moyenne des taxes sanitaires versées annuellement par chaque puissance, calculée sur les années
1893, 1894, 1895, 1896, 1897 [1].

PAVILLONS	MOYENNE des droits versés.	POURCENTAGE
Anglais.	612.857ᶠ 70ᶜ	43,43 p. 100
Ottoman	321.800 65	22,85 —
Hellène.	148.871 30	10,52 —
Austro-Hongrois. . .	73.244 »	5,83 —
Italien	66.763 85	4,78 —
Français	50.304 90	3,59 —
Russe.	45.890 25	3,28 —
Suédois-Norvégien. .	24.536 10	1,72 —
Allemand.	17.341 40	1,24 —
* Hollandais [2].	10.784 15	0,76 —
Belge.	7.351 05	0,52 —
Danois [3].	7.308 25	0,51 —
Roumain	7.167 30	0,50 —
* Espagnol	1.907 85	0,13 —
* Persan	1.744 50	0,13 —
Monténégrin.	1.098 10	0,071 —
Zanzibarite	545 40	0,032 —
Hiérosolymitain . . .	185 25	0,015 —
* Américain.	26 60	0,002 —

Faisons parler ces chiffres en prenant un exemple :
le président du Conseil de santé propose, — ou fait
proposer par un de ses subordonnés, — une mesure
inutile au point de vue sanitaire et désastreuse pour le

1. Extrait des bilans officiels de l'administration sanitaire de l'empire ottoman.
2. Les noms marqués par une astérisque sont ceux des puissances
représentées au Conseil par des levantins.
3. Les noms en italiques sont ceux des pavillons non représentés
au Conseil.

commerce européen : le fait n'est pas rare. On vote et l'on relève douze voix *pour*, neuf *contre*; la mesure est adoptée.

Que représentent les douze voix qui l'ont fait accepter : **23,86 p. 100** du commerce maritime en Turquie.

Que représentent les neuf voix opposantes : **74,91 p. 100** de ce même commerce.

Et encore il faut observer que les 22,85 p. 100 du trafic ottoman ne peuvent être équitablement englobés là-dedans : en effet, ils représentent surtout une navigation à voiles faisant presque exclusivement le cabotage dans les eaux ottomanes et, partant, rarement soumise à des quarantaines. Car si la délégation turque entend distribuer largement ces quarantaines aux ports étrangers, elle devient des plus intransigeantes quand il faut en édicter contre les ottomans.

Si bien que les intérêts de la navigation en Turquie étant soumis à ce Conseil de santé, on se trouve en face de la formule arithmétique suivante paradoxale mais vraie : **1,01 p. 100 > 74,91 p. 100**.

J'ai insisté à dessein sur toutes ces choses, afin de bien faire comprendre ce qu'est actuellement le Conseil de santé de Constantinople, conseil qui peut se définir ainsi : *organisme mis par les puissances européennes à la disposition de l'Empire ottoman, dans le but de grever leur commerce du maximum de pertes possible, tout en n'obtenant — pour la Turquie — qu'un minimum de garanties sanitaires.*

C'est — avec des termes exactement renversés — la formule inscrite en tête du premier règlement sanitaire élaboré, en 1839, par le Conseil de santé, sous l'égide du sultan Mahmoud II.

État actuel de l'administration sanitaire de l'Empire ottoman. — Une administration dirigée par un tel

Conseil ne peut naturellement fonctionner de façon régulière; aussi au point de vue moral, elle tombe chaque jour de plus en plus dans le discrédit; au point de vue financier, elle marche à grands pas vers le déficit et la ruine. Ce sont les deux buts poursuivis avec ténacité par l'empire ottoman voulant déraciner de son sol une administration européenne.

Le *personnel* — presque toujours recruté dans de mauvaises conditions — offre rarement des garanties scientifiques, et ne possède qu'une notion très vague du rôle qu'il doit remplir, même dans les hautes sphères du service[1]; une souplesse absolue, une obéissance aveugle aux ordres les plus invraisemblables sont les seules qualités requises. Peu importe si quelque scandale financier a lieu de temps à autre; la chose est étouffée et — l'oubli se faisant vite en Orient — on ne tarde pas à voir le coupable arriver aux postes les plus élevés, car on est certain alors de l'avoir complètement en main[2].

Le *matériel* — c'est-à-dire les lazarets — n'est point conservé en état, bien qu'il coûte fort cher au

---

1. Bien que j'aie résolu d'éviter ici toute personnalité je ne puis m'empêcher de citer les deux traits suivants. Il y a quelques années le directeur d'un des lazarets ottomans télégraphiait à l'administration centrale, demandant qu'on lui expédiât d'urgence différents objets destinés à la destruction des rats à bord des navires. Le savoir de ce médecin dépassait celui de ses supérieurs car il reçut la réponse suivante : « *Dites pourquoi rats dangereux?* » Comme le mot télégraphique coûtait environ 4 francs notre médecin s'abstint de plus longs commentaires et résolut de laisser les rats en repos. Le second trait n'est pas moins bon : dans une brochure — publiée bien entendu aux frais du service — on voit figurer — sous la signature d'un des fonctionnaires les plus élevés — l'affirmation suivante : « *La malaria qui n'est ni une maladie épidémique, ni une maladie infectieuse...* Ces deux exemples suffiront.

2. Certains médecins ont transformé leurs offices sanitaires en véritables bureaux de police opérant pour le compte du gouvernement ottoman — principalement à l'entrée des détroits —. Inutile d'ajouter qu'un avancement scandaleux a été la juste récompense de leur servilité.

chapitre entretien; point de lits pour les malades, des hôpitaux rudimentaires — quand il en existe; — point de contrôle pour la désinfection; en un mot le désordre le plus absolu règne dans cette partie du service. Je ne saurais d'ailleurs fournir meilleure preuve de ce que j'avance qu'en citant les mots prononcés à ce sujet en séance du Conseil par le président lui-même[1] : « J'avoue que l'organisation de nos lazarets ne me donne aucune assurance sur leur service. Je parle en connaissance de cause, et parce que j'ai assisté à certains faits qui m'ont beaucoup désillusionné sur le fonctionnement de nos établissements quarantenaires. » Ahmet Midhat effendi, président du Conseil, signalait ces faits en 1901, et j'ai le regret de constater qu'il n'a depuis nullement cherché à modifier ce déplorable état de choses.

Quant aux *règlements*, on peut dire qu'il n'en existe plus; le seul qu'on invoque encore par intermittence est celui de 1867; il forme la base de toutes les mesures sanitaires prononcées par le Conseil, qu'il s'agisse de peste ou de choléra; il est inutile d'ajouter que l'ancienneté de sa promulgation le rend caduc dans tous les cas où il est appliqué.

Il n'a qu'un seul mérite, c'est de procéder par quarantaines sévères : or, la quarantaine est agréable aux Turcs puisqu'elle lèse les intérêts du commerce européen, elle plaît au personnel dont elle respecte la paresse, elle est enfin compatible avec le défaut de matériel existant dans tous les lazarets. C'est, en un mot, la mise en pratique de la théorie du moindre effort si chère à l'Orient.

Réforme du Conseil supérieur de santé de Constantinople. — Nous savons maintenant ce qu'est le Con-

---

1. Ahmet Midhat effendi, président du Conseil supérieur de santé de Constantinople. Séance extraordinaire du Conseil (7/20 juillet 1901).

seil de Constantinople qui — ne l'oublions pas — doit
présider à l'organisation sanitaire du pèlerinage musulman. Si donc nous voulons assurer à ce pèlerinage
un fonctionnement normal et le rendre aussi peu
dangereux que possible pour les nations européennes,
il nous faudra commencer par réformer l'organisme
directeur.

Cette réforme peut s'obtenir de trois manières : la
première — et peut-être la meilleure — serait que le
gouvernement ottoman d'accord avec les puissances
voulût bien rétablir l'état des choses tel qu'il était, en
1839, à l'origine du Conseil, tout en fixant un minimum
de droits sanitaires à solder annuellement par chaque
puissance pour avoir le droit d'être représentée au sein
du Conseil.

Cette façon de procéder nécessiterait une entente
avec le gouvernement ottoman qui s'y refuserait très
probablement. La seconde aurait l'avantage de réformer
le Conseil sans faire appel à la Sublime-Porte : dans
une conférence sanitaire internationale les puissances
européennes pourraient accepter la proposition suivante : *tout membre du Conseil doit jouir de la nationalité et posséder le diplôme médical du pays qu'il
représente* ; *toute nation qui jugera inutile l'envoi d'un tel
délégué ne pourra le remplacer que par un personnage
consulaire.* Ce ne serait pas la perfection, mais l'élément
levantin étant supprimé du Conseil, la majorité reste-
rait encore quelquefois chez les membres européens, à
condition qu'ils arrivent à s'entendre. Ce dernier point
pourrait être facilement obtenu en n'y faisant siéger
que des gens vraiment compétents et en leur donnant
— comme règle absolue — l'ordre de ne traiter les
questions qu'au point de vue sanitaire, sans s'occuper
d'une vaine politique dont, en fin de compte, la navigation internationale solde tous les frais.

Il reste à étudier le dernier mode de réforme plus radical et rappelant ce qui fut fait pour le Conseil similaire d'Alexandrie :

1° Suppression d'un certain nombre de sièges de délégués ottomans et en particulier de ceux attribués aux fonctionnaires suivants : inspecteur général, inspecteur du service, économe, trésorier.

L'inspecteur général continuerait à faire partie du Conseil mais comme membre élu par le Conseil lui-même.

L'inspecteur du service serait remplacé par trois directeurs placés chacun à la tête d'une circonscription sanitaire ayant pour chef-lieu respectif : Constantinople, Bagdad, Djeddah.

Le directeur, à qui serait confié ce dernier poste, aurait pour charge de centraliser toutes les choses du pèlerinage.

Enfin à l'économe et au trésorier seraient substitués deux fonctionnaires responsables et cautionnés.

Voilà — dans leurs grandes lignes — les modes possibles de réforme à apporter au Conseil [1].

L'œuvre du Conseil réformé. — Si la réorganisation du Conseil pouvait être menée à bien, la nouvelle assemblée se trouverait en face d'un travail considérable à effectuer. Sans parler des règlements relatifs au personnel, à ses attributions, à ses soldes, etc., et pour voir la chose exclusivement au point de vue sanitaire il lui faudrait élaborer un règlement sanitaire pour la Turquie, un autre pour le pèlerinage et réorganiser entièrement les lazarets, notamment ceux de la mer Rouge.

---

1. Je reviendrai d'ailleurs sur cette question dans une étude ultérieure.

CHAPITRE II

ORGANISATION DU TRANSPORT MARITIME
DES PÈLERINS

Le transport des pèlerins en général. — Le transport des pèlerins au point de vue sanitaire. — Mesurage des navires à pèlerins. — Valeur et situation des médecins embarqués sur les navires à pèlerins. — Etat des hôpitaux et du matériel médical ou sanitaire à bord des navires à pèlerins. — Conditions de navigabilité et présence d'appareils de sauvetage à bord des navires à pèlerins. — Nature de l'eau distribuée sur les navires à pèlerins. — Nourriture des pèlerins en cours de route. — Ventilation des navires à pèlerins. — W. C. des navires à pèlerins. — Résumé des conditions que doit présenter un navire à pèlerins. — Le transport des pèlerins au point de vue financier.

Le transport des pèlerins en général. — « Nous ne devons pas craindre d'imposer des conditions sévères au transport des pèlerins; en effet il ne s'agit plus ici d'une question qui ait trait directement aux rapports internationaux de commerce ou à d'autres échanges dont on ne voudrait pas entraver — sans une raison suffisante — toute la rapidité et la pleine liberté, mais plutôt d'une pratique religieuse qui, respectable à un haut degré, n'a pas toutefois l'importance d'un besoin social indispensable [1]. » C'est en ces termes que M. Pagliani, délégué italien à la conférence de Paris, résumait la question du transport des pèlerins, et il concluait en disant : « il faut 1° imposer une réglementation rigoureuse aux navires faisant ce trafic,

1. Pagliani. Conférence de Paris, 1894.

2° empêcher que la spéculation ne s'abatte de plus en plus sur ce flot humain qui, de toutes les parties du monde, se porte et va s'amoindrir sur les côtes de l'Arabie. »

C'est sous ces deux aspects que j'étudierai la question : transport au point de vue sanitaire, transport au point de vue financier.

Le transport des pèlerins au point de vue sanitaire. — M. Pagliani, à cette même conférence, disait qu'un navire à pèlerins ne différait certainement pas beaucoup d'un navire à émigrants; il y a là une erreur tout au moins partielle. En effet, si les bateaux provenant de Singapore, de Java, d'Algérie ou de Tunisie sont sensiblement comparables à des transports d'émigrants, si même quelques-uns d'entre eux sont affectés — en temps ordinaire — à ce genre de trafic, ils sont l'infime minorité.

Une classification générale des transports de pèlerins — en allant des meilleurs aux pires — doit donc être faite tout d'abord :

Première classe. — Navires provenant de Singapore, Java, Algérie, Tunisie, pouvant être considérés — en général — comme des types excellents.

Deuxième classe. — Navires provenant d'Égypte; moins bons que les précédents, mais n'effectuant qu'un court trajet.

Troisième classe. — Navires provenant des Indes et du golfe Persique qui — avec quelques améliorations de détail — deviendraient suffisants.

Quatrième classe. — Navires provenant de Constantinople, de l'Asie-Mineure et de la Syrie, ne présentant aucune des conditions requises pour le transport des hommes.

Cette classification n'a certainement pas la rigueur d'une formule mathématique, des exceptions se produisent : ainsi il peut arriver qu'un navire, rangé dans la première catégorie effectue accidentellement un voyage fait — en général — par les bateaux classés dans la quatrième.

Les points importants à considérer dans le transport des pèlerins sont : espace réservé par individu, valeur et situation du médecin embarqué, état des hôpitaux ou du matériel médical, conditions de navigabilité et présence de moyens de sauvetage, nature de l'eau distribuée, nourriture des passagers en cours de route, ventilation et W. C. à bord.

Mesurage des navires à pèlerins. — Lors de la conférence de Paris une des questions les plus débattues fut la fixation du nombre des pèlerins à embarquer sur un navire par rapport à sa capacité : à ce moment-là aucune réglementation n'existait ou n'était appliquée. Il fut généralement accepté que l'on accorderait $1^{mq}.50$ par pèlerin, le pont devant rester libre et demeurant à la disposition des passagers. Cette réglementation était des plus urgentes; elle eut pour résultat, par exemple, d'abaisser de 46,48 p. 100 le nombre des pèlerins transportés par un même navire des Indes au Hedjaz.

Cet espace de $1^{mq}50$ est-il suffisant pour les pèlerins? Je ne le crois pas pour ma part personnelle, et n'ai jamais pu m'empêcher de considérer comme encombré un navire ne contenant pourtant que son nombre réglementaire de hadjis : 2^{mq} devraient être accordés.

Mais il faudrait tout d'abord obtenir que tous les bateaux soient soumis à ce réglement, et qu'aucune infraction ne soit plus commise.

Or, à l'heure actuelle — et quelquefois grâce à de coupables complaisances — la décision de la conférence de Paris relative au mesurage demeure lettre morte, pour certains navires tout au moins. Il en résulte, en faveur de ces derniers, une situation privilégiée qui leur permet de faire aux autres une concurrence déloyale.

Au point de vue de la rectitude du mesurage, on peut diviser les navires à pèlerins en trois catégories :

1° Ceux provenant de Java, de Singapore, des Indes, de l'Algérie, de la Tunisie et de l'Egypte[1] ;

2° Ceux provenant de Constantinople ;

3° Ceux provenant du golfe Persique.

Les premiers n'outrepassent jamais — ni à l'aller ni au retour — le nombre réglementaire, leurs gouvernements respectifs les frappant de pénalités telles qu'ils ne sauraient avoir un avantage quelconque à transgresser les prescriptions en vigueur.

Par suite d'un phénomène bizarre et que je n'ai — pour ma part — jamais pu comprendre, les navires provenant de Constantinople ont des certificats de mesurage qui — pour le même navire — varient d'année en année. Ainsi, en 1902, le navire *As...* avait le droit de porter environ 1.450 hadjis ; en 1903 son certificat de mesurage ne l'autorisait plus qu'au transport de 1.100 ; en 1902 *M...* en prend 1.660, pour 1903 il est réduit à 1.150 ; un troisième, *A...*, en 1902, est apte à contenir 1.200 pèlerins ; mais, en 1903, 800 seulement doivent suffire à le remplir.

Les armateurs ne sont d'ailleurs jamais à court pour tromper une surveillance souvent trop heureuse de se laisser égarer :

En 1902 : « Les armateurs ont trouvé un nouveau système : ils construisent sur le pont de leurs navires un second pont, puis ils font compter l'ancien pour le mesurage : *certains navires sont arrivés de la sorte de Constantinople...* »

1. Le mesurage de l'Egypte est réduit à cause du peu de temps que dure le trajet.

Or, ce qu'un modeste médecin sanitaire de Djeddah trouvait illégal — et ce qu'il a su empêcher pour le retour — avait été toléré au départ de Constantinople[1].

Quant aux navires provenant du golfe Persique, ils ne cessent de prendre des pèlerins que lorsqu'ils n'en trouvent plus, à moins que — le fait s'est souvent produit — les hadjis déjà embarqués ne s'opposent par la force à l'admission d'autres pèlerins. Comme ces bateaux font tour à tour le service des Indes et celui du golfe, ils possèdent un certificat de mesurage anglais, d'après lequel il est facile de constater l'excédent de passagers se trouvant à bord.

En 1902, j'ai relevé les chiffres suivants : Navire *A* — certificat 463 — 785 pèlerins embarqués dans le golfe; navire *B* — certificat 429 — apporte 820 hadjis de la même provenance; enfin, navire *C* — certificat 374 — entasse à son bord 726 Persans.

Sur ces bateaux on peut dire qu'il y a des pèlerins jusque dans la mâture : le capitaine, les officiers louent leurs chambres, leur salon aux plus riches d'entre eux; on en trouve partout, car les faux-ponts — normalement réservés aux pèlerins — sont malgré cela remplis de marchandises.

Je sais que sur les côtes du golfe Persique aucune autorité n'est commise pour ce genre de surveillance, il est donc nécessaire de chercher un mode de répression quelconque qui permette d'enrayer ce trafic éhonté.

En résumé :

1° *L'espace réservé par individu doit être porté à 2 mètres carrés;*

2° *Tout navire transportant des hadjis doit être muni*

---

1. Une enquête fut ouverte à la suite de ces faits par l'administration sanitaire à Constantinople, mais elle demeura — comme toutes les enquêtes en Orient — sans résultat, et le coupable resta impuni.

d'un certificat unique indiquant qu'il peut contenir tel nombre de passagers, en mentionnant de façon spéciale que ces passagers sont des pèlerins ;

3° *Ce certificat doit émaner d'une commission — notamment dans les pays où l'on ne peut avoir confiance en un seul individu ;*

4° *On doit étudier une réglementation quelconque pouvant mettre terme à la fraude qui s'exerce — sur le nombre des pèlerins embarqués — dans les ports du golfe Persique* [1].

Valeur et situation des médecins embarqués sur les navires à pèlerins. — Au point de vue de la valeur et de la situation du médecin embarqué, les navires à pèlerins peuvent se diviser en quatre catégories :

1° Navires provenant de l'Algérie et de la Tunisie ;

2° Navires provenant de Singapore et de Java.

3° Navires provenant d'Egypte et de Constantinople ;

4° Navires provenant des Indes et du golfe Persique.

Les navires de la première catégorie embarquent un médecin sanitaire maritime français, commissaire du gouvernement ; ce médecin offre donc à la fois les garanties de compétence et d'indépendance nécessaires pour le libre exercice de sa fonction et de sa surveillance.

Sur les navires de la seconde catégorie on trouve des médecins européens ayant la connaissance et l'habitude des choses de la navigation, mais ne jouissant

---

1. Certains consuls — en fonctions dans les pays où transitent les pèlerins — ont, malheureusement, une idée très fausse de leur rôle : lorsqu'un médecin sanitaire réclame auprès d'eux au sujet de l'encombrement de leurs navires ils s'imaginent aussitôt qu'on cherche à léser les intérêts financiers de leurs nationaux, oubliant que les pèlerins, en faveur desquels on élève la voix, sont aussi leurs ressortissants et que c'est surtout à eux qu'ils doivent protection dans le Hedjaz ou le Yémen.

pas de l'indépendance vis-à-vis de la Compagnie qui
les emploie.

Les provenances d'Egypte et de Constantinople
recrutent la plupart du temps leurs médecins, pour un
voyage seulement, soit à Alexandrie, soit à Constantinople, sans se soucier s'ils possèdent ou non les connaissances voulues et s'ils offrent les garanties nécessaires ; ils sont, en outre, dans une dépendance étroite
du commandement, surtout à bord des navires turcs.

Enfin, sur les navires arrivant des Indes ou du
golfe Persique, on ne rencontre — dans la majorité
des cas — que des médecins indigènes, vêtus d'ori-
peaux bizarres, sachant à peine parler une langue
européenne, munis d'un très mince bagage scientifique
et ayant à bord une situation à peu près identique à
celle du perruquier ou du maître d'hôtel — indigènes
eux aussi — et dont ce médecin aime probablement à
partager la table, voire même le logement.

Si l'indépendance du médecin sur les navires à
passagers a été jugée nécessaire par les conférences et
les congrès internationaux [1], elle devient une loi lorsqu'il s'agit des transports de pèlerins : c'est, en effet,
sur la confiance que l'on peut avoir dans le médecin embarqué que repose presque entièrement la prophylaxie
logique du pèlerinage au retour.

Le médecin embarqué sur un navire à pèlerins
doit :

1° *Être européen ;*

2° *Avoir subi un examen prouvant son aptitude à ces
fonctions spéciales ;*

3° *Être commissaire de son gouvernement à bord et
par conséquent indépendant de la compagnie ;*

4° *Réunir un rapport détaillé — avec toutes les statis-*

1. Congrès international d'hygiène. Bruxelles, 1903. *Caducée*, 1903,
n° 17.

tiques — concernant son voyage, tant à l'aller qu'au retour.

État des hôpitaux et du matériel médical ou sanitaire à bord des navires à pèlerins. — Au point de vue de l'installation du service médical ou sanitaire, les navires à pèlerins peuvent se diviser en trois catégories :

1° Navires provenant de Java, Singapore, Algérie et Tunisie ;

2° Navires provenant de l'Egypte, des Indes et du golfe Persique ;

3° Navires provenant de Constantinople.

A bord des premiers, on trouve un hôpital réglementaire — constamment réservé aux malades — une étuve à désinfection et une pharmacie suffisamment pourvue de médicaments et de désinfectants.

Sur les seconds, la pharmacie, l'étuve existent bien, mais l'hôpital n'existe, lui, qu'au moment du départ. Le navire parti, il est la plupart du temps mis à la disposition de pèlerins riches ; dans d'autres cas, cet hôpital étant constitué par une sorte de tente dressée à l'arrière, disparaît — le bateau à peine sorti du port — pour apparaître à nouveau un an après, au pèlerinage suivant, lors de la visite des autorités.

Enfin, sur les navires arrivant de Constantinople, il n'y a, comme matériel médical, qu'un minimum dérisoire : point d'hôpitaux, la plupart du temps aucune étuve à désinfection, une vague pharmacie. Et cependant, le règlement édicté par le Conseil supérieur de santé de Constantinople les oblige — de stricte façon — à être organisés au point de vue du matériel médical et sanitaire ; mais aucune surveillance n'est apportée en ce qui concerne l'application.

Tout navire à pèlerins doit avoir :

1° *Un hôpital contenant un nombre de lits suffisant pour hospitaliser 4 p. 100 de l'effectif présent à bord; il doit être divisé en deux en réservant trois quarts des lits à l'usage des hommes et un quart pour les femmes;*

2° *Un second hôpital volant, formé de tentes et de brancards, devra toujours être prêt et sera dressé sur le pont en cas d'épidémie;*

3° *Une étuve à désinfection à opérations contrôlables;*

4° *Une pharmacie et un dépôt de désinfectants amplement pourvus, notamment : sérum antipesteux et sérum artificiel (choléra);*

5° *Le matériel nécessaire pour poser un diagnostic bactériologique.*

Conditions de navigabilité et appareils de sauvetage à bord des navires à pèlerins.

— Sous ce rapport, les navires à pèlerins se divisent en deux catégories :

1° Navires provenant de Java, Singapore, Algérie, Tunisie, Indes, Egypte et golfe Persique ;

2° Navires provenant de Constantinople.

Les premiers, étant soumis à cet égard à une surveillance constante des gouvernements civilisés dont ils portent le pavillon, présentent des conditions irréprochables.

Il n'en est pas de même en ce qui concerne les seconds : ce sont en général de vieux cargo-boats réformés de toutes les compagnies de navigation, *à bout de course* suivant l'expression maritime, ayant sur leurs porte-manteaux quelques rares embarcations qui iraient aussitôt par le fond si on risquait de les mettre à la mer[1]; en un mot, ce sont des navires auxquels nulle commission maritime sérieuse n'accorderait l'autorisation de partir[2].

---

1. Je me rappelle avoir vu arriver au lazaret de Clazomènes un de ces navires n'ayant plus *une seule* embarcation pouvant tenir la mer; je fus obligé de lui en procurer une pour le service courant du bord.

2. Il y a quelques années le navire turc *A... K...* eut la malencontreuse idée d'aller prendre des pèlerins aux Indes anglaises. Arrivé dans le

Je ne citerai à cet égard qu'un seul exemple[1] : « *Un certificat de complaisance* accordé à Djeddah au vapeur *P*..., qui s'était échoué à Camaran et où il avait subi quelques réparations, a failli coûter la perte de huit cents pèlerins. Étant parti moi-même de Djeddah le 30/12 avril, le lendemain, 1/13 mai, vers neuf heures du matin, nous rencontrions le vapeur *P*..., qui faisait des signaux de détresse. Nous arrêtâmes et nous apprîmes qu'il n'avait pas de gouvernail et que son arbre de couche était cassé... Nous avons pris le *P*... à la remorque... Les cordes étant faibles se sont rompues... Le 4/16 mai le commandant du *Fayoum* m'a dit qu'en passant le détroit de Shandoum il serait dans la nécessité de larguer les câbles du *P*... à cause des écueils..... Je résistai énergiquement à cette proposition qui eût exposé le *P*... à une perte certaine. Le vapeur *P*..., faisant de l'eau à son arrivée au lazaret de Tor, on s'est vu dans la nécessité de débarquer immédiatement les pèlerins. J'aurai l'honneur de soumettre en temps opportun à l'appréciation du Conseil certaines modifications et améliorations pour le prochain pèlerinage en vue d'assurer le bien-être des pèlerins. »

Ce sont là des accidents qui certes peuvent arriver à tous les bateaux, mais je retiens de l'exemple précédent ce point : c'est grâce à un certificat de complaisance accordé à ce navire par les autorités de Djeddah que l'existence de huit cents hommes a été mise en jeu; le fait est loin d'être unique dans les annales maritimes du pèlerinage.

port de Bombay il déclara ses intentions aux autorités locales, qui le soumirent de suite à une visite minutieuse dont le résultat fut le suivant : réparations immédiates pour une somme importante, ou défense absolue de partir. Il fallut en passer par là, et le *A... K...* jura, mais un peu tard, qu'on ne l'y prendrait plus.

1. Dr Cozzonis. Rapport sur la peste, 1898.

On posera donc en principe absolu qu'*aucun navire ne pourra embarquer des pèlerins s'il ne possède toutes les qualités requises pour une bonne navigation et s'il n'a un nombre d'embarcations suffisant pour opérer le sauvetage de tous ses passagers.*

C'est là une proposition tellement naturelle qu'on a honte d'être obligé de l'écrire.

Nature de l'eau distribuée sur les navires à pèlerins. — Il est fort difficile de savoir quelle est la qualité de l'eau distribuée par ces navires à leurs passagers : cela dépend souvent des voyages précédents, en général elle paraît de bonne nature. Je me souviens cependant que l'an dernier, m'étant rendu à bord d'un navire arrivant du golfe Persique, j'y demandai un verre d'eau; on m'apporta alors une eau trouble et boueuse dont je ne tardai pas à connaître la provenance : elle avait été puisée dans le Chat-el-Arab au milieu du port de Bassorah, et j'en avais gardé personnellement un trop mauvais souvenir pour en boire à nouveau. C'était cette eau que les pèlerins avaient consommée pendant tout leur voyage. J'ai vu encore — cette année même — un navire à pèlerins manquant d'eau en prendre à grands frais aux citernes infectes de Djeddah.

Comme la question de l'eau — dans le cas présent — est des plus importantes, la règle fixe suivante doit être adoptée : *Les caisses à eau de tout navire transportant des pèlerins seront désinfectées au départ; on ne devra plus y conduire ensuite que de l'eau distillée provenant d'un appareil distillatoire devant exister obligatoirement à bord.*

Nourriture des pèlerins en cours de route. — Les pèlerins provenant de Java sont nourris par les soins du navire tant à l'aller qu'au retour. Ceux d'Algérie et de Tunisie le sont seulement au retour; le gou-

vernement français — en prenant cette mesure restreinte — a pensé qu'il suffisait d'assurer la nourriture au retour, afin d'éviter — fait fréquent — que
les hadjis restent sans manger faute de ressources;
il les empêchait encore de rapporter avec eux, en
temps de choléra, des denrées alimentaires suspectes
de contamination.

La mesure édictée pour les pèlerins hollandais me
paraît excellente en tous points, elle me semble devoir
être généralisée à tous, et je n'hésiterai pas à poser
en principe la proposition suivante : *le billet de passage des pèlerins doit comprendre — à l'aller et au retour
— une nourriture conforme aux mœurs et coutumes des
hadjis transportés.*

Ventilation des navires à pèlerins. — Jusqu'à présent aucun système de ventilation ou d'aération n'est
prévu à bord des navires à pèlerins. C'est là un gros
défaut, dont on se rend aisément compte quand on
descend dans les faux ponts empestés de ces bateaux
où l'air et la lumière sont parcimonieusement distri-
bués par quelques rares hublots, de faible diamètre,
presque toujours fermés d'ailleurs pendant le voyage.
*La ventilation et l'aération des faux ponts où séjournent
les hadjis doivent donc être assurées par un système
quelconque.*

W. C. à bord des navires à pèlerins. — C'est la
seule installation qui soit également bien faite à bord
de tous les navires à pèlerins; cela tient à ce que les
compagnies de navigation ont voulu — en ce sens —
ne pas s'aliéner les hadjis dont les prescriptions religieuses sont des plus strictes à cet égard.

**Résumé des conditions que doit présenter un navire
à pèlerins.** — Il serait fastidieux de reprendre ici
chacun des points énumérés ci-dessus; il est préférable, je crois, de dire ceci : pour établir un règle-

ment des navires à pèlerins, il faut simplement se reporter aux prescriptions édictées pour les transports d'émigrants. Le premier étant copié sur les secondes on assurera de la sorte aux hadjis un voyage à la fois confortable, dépourvu de danger, et offrant toutes garanties en cas d'épidémie à bord.

Du transport maritime des pèlerins au point de vue financier. — Lorsque l'on traite d'améliorations à apporter en matière d'hygiène dans une industrie quelconque et en particulier dans celle des transports maritimes, on se heurte dès l'abord à la question financière. En effet, tout progrès en ce sens est cause d'une augmentation de dépenses qui ne saurait être compensée que par une élévation correspondante des recettes. Est-il nécessaire — pour rendre meilleures les conditions de transport des pèlerins — de recourir à une majoration du prix de passage? Je ne le pense pas et n'hésite pas à affirmer — avec preuves à l'appui — que l'on peut réaliser les desiderata énoncés plus haut simplement en rendant obligatoire le billet d'aller et retour.

Les navires qui effectuent le transport des pèlerins se divisent, somme toute, en deux grandes catégories : la première comprend les navires bons ou assez bons provenant de Java, Singapore, Algérie, Tunisie et même d'Égypte ; la seconde renferme par contre les bateaux classés comme médiocres, venant des Indes et du golfe Persique, ou comme mauvais, arrivant, ces derniers, de Constantinople.

Cependant, les prix de passage — en tenant compte de la durée du trajet — sont sensiblement égaux pour les uns et pour les autres ; ils sont même plutôt légèrement inférieurs dans la première catégorie puisqu'ils comprennent la nourriture pendant tout ou partie du voyage : et pourtant, jusqu'à présent, c'est la première catégorie de navires seule qui a réalisé presque toutes les améliorations réclamées au nom de l'hygiène.

Mais un autre point important distingue encore les deux catégories entre elles : la première jouit du billet d'aller et retour obligatoire qui n'existe pas dans la seconde, et c'est dans cette différence que l'on trouve la raison de l'inégalité des conditions hygiéniques dans l'une et dans l'autre.

En effet, l'opération du pèlerinage — au point de vue financier — offre, pour une société maritime soucieuse de ses intérêts, un gros aléa : un navire part de Constantinople, de Bombay ou de Bassorah avec un plein chargement de pèlerins; mais il n'est nullement certain qu'au retour il en sera de même, et toute compagnie sérieuse hésite devant un risque semblable.

Dans la première catégorie le navire délivre un certain nombre de billets, encaisse sa recette et connaît exactement au moment du départ le résultat final de son opération, n'ayant plus à craindre que le risque d'une épidémie déterminant une quarantaine prolongée. Le transport des pèlerins étant au demeurant une bonne affaire les grandes compagnies cherchent alors à s'emparer de ce trafic; disposant d'un grand nombre de navires, pouvant avancer les capitaux nécessaires à leur installation spéciale, elles ne tardent pas à monopoliser le pèlerinage dans les régions qu'elles desservent. Ainsi les hadjis obtiennent le minimum de prix de passage conciliable avec le maximum de confort : de ce simple billet d'aller et retour sont donc issues — pour la première catégorie — toutes les améliorations désirables.

Étudions maintenant le transport des hadjis sur les navires de la seconde catégorie. Nous sommes à Constantinople : de vieux bateaux turcs, d'antiques cargo-boats grecs affrétés par quelques petits capitalistes [1], toute une série de navires déclassés se pressent dans le port; les journaux du pays prônent les uns au détriment des autres, dénigrent le pavillon grec au profit du turc et *vice versa*; les agents, les courtiers affairés parcourent les hans de Galata ou les bazars de Stamboul le carnet de tickets à la main, le verbe haut et persuasif : il s'agit d'écouler le plus possible de billets et vite, car, pour quelques-uns, l'affaire du moment représente le gain d'une année entière. Le pèlerin — paysan ignare la plupart du temps — pressé, bousculé, se laisse faire et embarque au hasard sur un de ces navires qui ne trouveraient pas un commerçant assez téméraire pour leur confier une tonne de marchandises.

Chacun prend alors le nombre de pèlerins qu'il peut, à des prix variables suivant l'âpreté de la concurrence, puis l'on part; mais régulièrement, avant de lever l'ancre, les navires turcs ou affrétés par des turcs reçoivent du palais ou d'un grand personnage [2] l'ordre de compléter leur effectif de passagers avec des pèlerins indigents devant être transportés gratuitement.

Supposons un bateau ottoman — par exemple —

1. L'affaire suivante se fait souvent à Constantinople : plusieurs individus se cotisent pour affréter à bon marché quelque vieux navire en détresse; ils placent à bord un musulman appelé *hadji-capitaine* qui a pour mission de recruter et de conduire le chargement de pèlerins, moyennant un tant pour cent sur la recette. Sur ces bateaux il se passe des choses inénarrables : on en a vu qui, après avoir vendu leur charbon, restaient en panne dans la mer Rouge; d'autres, abandonnés à Suez par leur affréteur, qui avait eu soin d'emporter la recette avec lui, n'avaient plus l'argent nécessaire pour transiter dans le canal...

2. Les riches musulmans des Indes agissaient de la sorte il y a encore quelques années, payant le voyage d'aller à un certain nombre de pauvres; le gouvernement anglais interdit maintenant la chose, à moins qu'on ne solde en même temps le retour de ces indigents.

pouvant contenir 1.000 hadjis et prenant au départ
400 passagers payants et 600 pauvres : si le billet est de
100 francs en moyenne, il fait donc une recette initiale
de 40.000 francs. Cela lui suffit : il s'est en effet assuré
le *canal parassi* [1], c'est-à-dire l'argent nécessaire pour
passer le canal de Suez.

Mais par hasard une grande compagnie maritime,
anglaise, française ou russe, possède un navire dispo-
nible; elle a vaguement entendu parler du transport
des pèlerins et de bénéfices que l'on peut réaliser dans
cette affaire; elle veut tenter une expérience et envoie
à Constantinople un de ses bateaux. C'est alors un
tolle général : turcs et levantins tombent sur le malheureux qui s'est fourvoyé parmi eux; il n'est pire
calomnie qui ne soit insérée dans les gazettes locales,
la concurrence devient acharnée. Malgré tout, le navire
étant meilleur que les autres, ayant plus d'apparence,
et sa Société disposant des capitaux utiles pour s'assurer — en Orient — les concours les plus divers, il
arrive à charger, emportant 650 ou 700 hadjis au lieu
des 1.000 qui auraient pu être pris à bord.

C'est à Djeddah qu'il faut se transporter maintenant
pour assister à la fin de la scène. Tous les pèlerins
débarqués sont à la Mecque : trente navires sont sur
rade, dont une quinzaine doivent rentrer à Constantinople. Alors se pose une grosse question : ces derniers bateaux vont-ils se faire concurrence ou réussi-
ront-ils à se syndiquer, imposant alors aux hadjis un
prix unique?

Sur les quinze navires ancrés dans le port et devant

---

1. Le canal de Suez ne faisant crédit à personne et exigeant le prix
du transit avant d'entrer dans le canal, c'est donc là une grosse question pour les navires ottomans. On en voit fréquemment, attendant
plusieurs semaines à Suez ou à Port-Saïd qu'ils aient reçu l'argent
nécessaire à leur transit.

rentrer en Turquie, plus de la moitié sont turcs ou
affrétés par des Ottomans. Ceux-là font une navigation à frais réduits avec un équipage et un état-major
restreints, mal nourris et peu payés. Par conséquent,
lorsqu'un navire équipé suivant les lois des nations
civilisées fera, dans une affaire, une perte assez considérable, ceux-ci trouveront encore moyen de réaliser un assez notable bénéfice. Si donc la concurrence a lieu, c'est le déficit pour les compagnies
européennes; si au contraire le syndicat réussit à se
grouper, les bateaux étrangers parviendront à diminuer leurs pertes, et les Turcs feront une excellente
opération.

Tout ceci n'aurait qu'un intérêt relatif, et ne repré-
senterait au demeurant qu'une des nombreuses luttes
que se livrent des industries concurrentes, si l'on ne
voyait intervenir à ce moment précis les autorités
du Hedjaz.

J'ai cherché à éviter, autant que possible, dans le
cours de cet ouvrage, de citer les mille et une petites
ou grosses vilenies auxquelles donne lieu le pèlerinage musulman : souscriptions forcées à des chemins
de fer hypothétiques, contributions arrachées par les confréries musulmanes, brigandage de bédouins toléré
par le gouvernement ottoman, etc. Le pèlerinage musulman — il faut bien le constater — ne représente
plus à l'heure actuelle qu'une vaste *affaire commerciale* dont les hadjis étrangers font tous les frais, et
grâce à laquelle vivent les Arabes et les fonctionnaires,
grands ou petits, chargés de les gouverner. Mais quand
ces vilenies — comme dans la question de l'eau à
Djeddah, ou dans celle du transport des pèlerins —
ont pour résultat immédiat d'augmenter dans de
notables proportions la mortalité des malheureux
qui ont eu la naïveté de se laisser enrôler par les

delils[1], il me semble impossible de les passer sous silence, surtout lorsqu'elles sont prouvées par des documents semblables au suivant :

Ce jour..... il a été convenu et arrêté entre les représentants des vapeurs suivants.....

Le présent contrat concernant le transport des pèlerins partant de Djeddah pour les destinations suivantes : Beyrouth, Alexandrette, Mersine, Smyrne, Constantinople, Théodosie, aux conditions suivantes :

Article premier. — Un bureau commun.....

Article 2e. — Une caisse commune.....

. . . .

Article 6e. — Sur les recettes générales de la caisse commune — et avant la répartition — il sera prélevé une somme de mille trois cents livres turques (**29.250** fr.) pour *diverses gratifications*, frais de bureau, etc., et quatre cents livres turques (**9.000** fr.) pour *menus frais*, ainsi qu'une demi-livre turque (11 fr. 25) par pèlerin enrôlé pour la Syrie, Smyrne et Constantinople, et une livre turque (22 fr. 50) par pèlerin enrôlé pour Théodosie (Russie) — *payables à qui de droit*.

Article 7e. — Un courtage de 3 p. 100 sur les recettes totales est à prélever pour les courtiers.

Article 16e. — Les prix de passage sont fixés comme suit :

Constantinople, Mersine, Beyrouth. 6 livres turques (135 fr.)
Théodosie (Russie). . . . . 10 —   —   (225 fr.)

Les pauvres seront rapatriés gratuitement par chaque navire au prorata des pèlerins payants qu'il embarquera.

En 1903, sont partis de Djeddah 5.500 pèlerins payants à destination de la Syrie ou de Constantinople, et 1.500 pour Théodosie : *qui de droit* et ses associés ont donc reçu des compagnies de navigation environ 135.000 francs ; étant donné que la recette totale s'est

1. *Delil*, en arabe : guide. Ce sont les agents recruteurs du pèlerinage, ils parcourent les régions habitées par les musulmans — surtout les musulmans riches, — les incitant à venir au Hedjaz, et les accompagnant ensuite dans leur voyage. Le rôle d'un bon *delil* est de connaître exactement la somme emportée par chacun de ses hadjis, et de faire en sorte qu'il n'en reste plus rien à son départ.

élevée à un million de francs, c'est donc un impôt de
13,50 p. 100 qui se trouve de la sorte prélevé indûment sur les recettes brutes de la marine marchande.

Les mêmes faits ont lieu à Yambo, second port de
départ des pèlerins, fournissant des chiffres à peu près
identiques.

Le dernier article du contrat cité renferme une
clause concernant le rapatriement gratuit des pèlerins
indigents : c'est encore là un détail important. Ainsi
que nous l'avons vu, les pauvres sont amenés de Turquie — exclusivement par les bateaux turcs — mais
ils n'entendent pas les ramener au retour, et ce sont
alors tous les navires qui concourent indistinctement
à leur rapatriement. Or, l'administration du canal de
Suez faisant payer 10 francs par passager, — indigent
ou non, — cette clause grève encore singulièrement le
budget des compagnies étrangères.

Et ces pauvres sont nombreux : 44 p. 100 environ
des pèlerins ottomans sont pauvres ou prétendent l'être ;
les Turcs, en effet, ont posé en principe qu'ils doivent
faire le pèlerinage gratuitement au détriment de leurs
coreligionnaires étrangers, et nous constatons qu'ils y
réussissent.

Les pèlerins rentrant en Europe ne sont pas les
seuls à être traités de la sorte : ceux qui regagnent le
golfe Persique ou les Indes partagent leur sort. Mais
comme les propriétaires ou les agents des navires qui
les rapatrient sont tous des musulmans, les choses demeurent plus secrètes, et, bien que certain de la réalité
du fait, je ne saurais — à l'appui de mes dires — produire un document aussi convaincant que le premier [1].

---

1. On m'a affirmé le fait suivant : en 1903, le billet de retour pour
les Indes valait 55 roupies (88 fr.) ; sur cette somme, il n'est demeuré
entre les mains des compagnies que 20 roupies par pèlerin — soit
32 francs.

Chacun comprendra maintenant pourquoi l'adoption du billet d'aller et retour rencontre une opposition aussi vive parmi les Turcs : il enlèverait aux uns la possibilité de faire le voyage gratuitement, et, pour d'autres, ce serait tarir une source de bénéfices importants.

Néanmoins, ce billet d'aller et retour — imposé à tous — est la seule solution grâce à laquelle on pourra obtenir un transport des pèlerins dans de bonnes conditions. Les compagnies de navigation sérieuses, connaissant à l'avance la recette qu'elles pourront faire, viendront concurrencer avantageusement tous les vieux navires opérant actuellement, et qui seront alors obligés ou de se modifier ou de disparaître. On supprimera — du même coup — ces envois en masse de pèlerins pauvres dont le rapatriement incombe à ceux qui ne les ont point amenés.

Le billet d'aller et retour est une nécessité : il sauvegarde à la fois les intérêts de la marine marchande et ceux des hadjis.

CHAPITRE III

ORGANISATION SANITAIRE DU PÈLERINAGE MUSULMAN ET DU HEDJAZ

Conférence sanitaire internationale de Paris, 1894. — L'organisation
sanitaire du pèlerinage en général. — Le pèlerinage au départ. —
Le pèlerinage au lazaret de Camaran. — Le pèlerinage au Hedjaz. —
Retour des pèlerins par terre. — Organisation sanitaire du pèlerinage futur.

Conférence sanitaire internationale de Paris 1894.
— Les débuts de l'organisation sanitaire raisonnée du
pèlerinage musulman ne remontent guère au delà de
1894. Successivement, en 1890, 1891 et 1893, trois
épidémies de choléra — dont la dernière particulièrement meurtrière — avaient ravagé le Hedjaz; l'infection avait pu se propager en Égypte, en Méditerranée
et jusque dans le golfe Persique; l'Europe, courant
un sérieux danger, s'était émue, et les puissances
résolurent de réunir une conférence sanitaire ayant
pour but de règlementer le pèlerinage musulman.

La situation des délégués ottomans à cette conférence était assez délicate : c'était en effet — et à juste
titre — à l'imprévoyance administrative de leur gouvernement que l'on attribuait les malheurs survenus;
c'était lui qui paraissait responsable de la mort de
près de la moitié des hadjis, survenue l'année précédente; c'était enfin pour lui imposer une réglementation, qu'il semblait impuissant à prendre lui-même,
qu'avait lieu la réunion internationale de 1894.

Durant cette conférence, les délégués ottomans n'hésitèrent pas à promettre beaucoup; bien plus, ils affirmèrent qu'une partie de ce qu'ils promettaient était déjà en voie d'exécution.

Voici, en résumé, ce que Turkhan bey, premier délégué ottoman, exposa devant la conférence comme devant être terminé à bref délai [1].

« Une commission a été envoyée dans la mer Rouge, elle doit accomplir de suite la tâche suivante :

1° A *Camaran*, transformation des ariches où logent les pèlerins en maisons de maçonnerie; construction de 27 cuisines, 12 buanderies, 24 hôpitaux, 23 citernes, 6 pavillons d'étuves, 6 douches, 6 mosquées, 10 logements pour les médecins et les employés, 1 machine distillatoire et 2 réservoirs-citernes;

2° A *Abou-Saud*, construction de 10 cuisines, 5 buanderies, 5 citernes, 1 pavillon d'étuve, 1 machine distillatoire;

3° A *Bassorah*, réorganisation du lazaret;

4° A *Djeddah*, agrandissement de l'hôpital de la Charité; l'eau de Djeddah fournie par les citernes n'étant pas de bonne qualité, on procédera immédiatement aux réparations des conduites installées à Djeddah il y a dix ans, et qui amènent à la ville l'eau des sources avoisinantes [2];

5° A *la Mecque*, construction d'un *mussafir-hané* [3];

6° A *Mouna et à l'Arafat*, diverses améliorations.

La surveillance de ces constructions — dont le coût est de un million de francs prélevés sur la cassette particulière de S. M. I. le Sultan — a été confiée à une

---

1. Conférence de Paris, 1894. Compte rendu officiel.
2. C'est à cette même conférence que Bonkowsky-pacha, deuxième délégué ottoman, disait : « La question de l'eau à Djeddah peut être considérée aujourd'hui comme résolue. »
3. *Mussafir-hané*, en turc, maison d'étrangers; dans l'espèce, c'était un asile pour les pauvres qui devait être construit à la Mecque.

commission présidée par le maréchal Assaf-pacha, qui se trouve déjà sur les lieux. »

Turkhan-bey concluait en déclarant : « On reconnaîtra, je l'espère, que du côté de la Turquie, les dispositions déjà prises et celles en cours d'exécution répondent dans la plus large mesure aux nécessités de préservation matérielle. »

Après des affirmations aussi formelles, la conférence ne semblait plus avoir aucune raison de délibérer, puisque toutes les améliorations qu'elle réclamait étaient adoptées et déjà, même, en voie d'exécution.

Mais, en Turquie, promettre et tenir sont deux choses absolument différentes : la première partie de ce travail nous a montré que rien de ce qui a été projeté n'a été réalisé; seules les machines distillatoires des lazarets de Camaran et d'Abou-Saad, ainsi que quatre étuves à désinfection pour ces deux établissements, ont été mises en place, et encore grâce aux fonds avancés par le Conseil supérieur de santé de Constantinople. Quant à l'empire ottoman, il n'a absolument rien fait pour empêcher le retour de désastres semblables à ceux de 1893, 1895 et 1902.

Il ne faut donc pas oublier ceci, c'est que dans toute conférence internationale — comme dans celle de 1894 — les délégués ottomans auront toujours pour ordre d'affirmer et de promettre ce que l'on voudra; on ne devra donc enregistrer ces promesses et ces affirmations qu'avec la plus grande réserve.

En effet, l'empire ottoman est absolument impuissant à faire quoi que ce soit au Hedjaz en matière de modifications au pèlerinage : les Arabes s'y opposeraient et, des troubles graves pouvant naître, il préférera toujours s'abstenir. Le Hedjaz est une province éloignée, à peine pacifiée, où tous les habitants sont armés, où les soldats sont peu nombreux et pour la plupart rendus malades, autant par les privations qu'ils endurent que par le climat, et où il serait difficile — le cas échéant — de conduire des troupes étant donné l'état plutôt précaire de la marine ottomane : dans de semblables conditions, il est certain que le gouvernement ottoman reculera toujours devant la moindre amélioration, à moins qu'elle ne doive s'exécuter dans un lazaret, par exemple, et sans léser les intérêts pécuniaires des habitants du Hedjaz.

Si j'expose maintenant — d'après ma pratique personnelle — un plan d'organisation sanitaire du pèlerinage, je ne me fais par conséquent aucune illusion, car je sais que — quand même il serait reconnu excellent — il ne pourra jamais être exécuté, tout au moins en ce qui concerne la partie devant être réalisée par l'empire ottoman.

L'organisation sanitaire du pèlerinage en général. —
Les recherches dont le résultat est énoncé dans la deuxième partie de cet ouvrage m'ont amené à conclure que seul le choléra était importé au Hedjaz par les pèlerins ; la propagation de la peste n'étant pas due aux hadjis, nous n'avons donc pas à nous en occuper, sa prophylaxie relevant de la police sanitaire générale des ports et non pas des règlements applicables au pèlerinage.

En ce qui concerne les épidémies de choléra au Hedjaz, leur étude nous a permis de déterminer suivant quelles lois elles se répètent dans le cours des années, de façon pour ainsi dire uniforme.

Les pèlerinages d'été devront être surveillés tout spécialement, presque tous ayant été contaminés de choléra. Les puissances qui interdisent à certains moments le pèlerinage à leurs ressortissants devront, à ces époques, les empêcher de partir.

Les pèlerinages akbar, surtout ceux qui ont lieu

en hiver, se signalent — à cause du grand nombre de pèlerins — par une proportion plus élevée d'épidémies.

Il est par conséquent nécessaire de prendre des mesures à leur égard ; sans recourir à l'interdiction totale, on peut en édicter une partielle : ainsi étant donné que les Algériens, par exemple, partent en temps normal au nombre de 5.000, il ne devra pas être accordé — pour un pèlerinage akbar — un nombre d'autorisations plus élevé. Si chacune des puissances musulmanes accepte une semblable règlementation, on n'aura plus à redouter les agglomérations dangereuses de ces pèlerinages particuliers [1].

La réduction du nombre des pèlerins, en tout temps, serait une excellente chose à obtenir ; elle pourrait être réalisée assez facilement de la manière suivante : quelques puissances ayant pris pour règle d'interdire le pèlerinage de leurs ressortissants à certaines époques devraient s'entendre ensemble afin d'alterner leurs autorisations de départ. De la sorte, la masse totale diminuerait au grand bénéfice de tous.

Le départ *des pauvres, des enfants, des malades, des infirmes* sera absolument proscrit, suivant les prescriptions de la loi musulmane elle-même.

Le pèlerinage au départ. — Lors du départ des pèlerins, une visite des plus minutieuses doit être faite, afin d'empêcher aucun malade suspect d'embarquer. Lorsqu'une épidémie règne dans une des régions d'où proviennent les hadjis, leurs effets et leurs bagages seront désinfectés avant d'être placés à bord. Par ces mesures, on empêchera la propagation du choléra par l'intermédiaire des malades ou des objets, propagation

---

1. Le pèlerinage de 1904 est un akbar et doit avoir lieu en hiver, c'est-à-dire qu'il réunit toutes les conditions nécessaires pour être contaminé de choléra.

d'ailleurs très rare dans le cas présent, ainsi que nous avons pu le constater.

La surveillance en cours de traversée ayant été étudiée dans le chapitre précédent, il n'y a pas lieu d'insister à nouveau.

Le pèlerinage au lazaret de Camaran. — Tous les pèlerins, avant d'arriver au Hedjaz, doivent passer par le lazaret de Camaran ; l'action que l'on peut avoir à Djeddah étant des plus restreintes, il y a avantage à procéder aux dernières opérations de surveillance des hadjis en dehors du Hedjaz : la situation particulière de l'île de Camaran répond parfaitement à ce but.

Le lazaret devra d'abord être muni d'habitations convenables pour les pèlerins et de cabinets d'aisance ; les installations des appareils à désinfection et ces appareils eux-mêmes devront être les unes agrandies et les autres augmentés.

Le temps de séjour des pèlerins au lazaret sera uniforme : il n'y a aucun intérêt à ce qu'il excède cinq jours, — lorsqu'aucune épidémie ne s'est produite en route, — mais par contre, tous les pèlerins doivent y séjourner pendant ce temps, que je considère comme un minimum, si l'on veut mener à bien la visite complète des hadjis, ainsi qu'une dernière désinfection.

Tous les pèlerins reconnus atteints d'une affection quelconque les plaçant en état de moindre résistance devront être retenus jusqu'à complète guérison, dans un hôpital convenablement installé ; ils seront envoyés au Hedjaz par un des navires suivants[1].

Cependant, il faut être certain que l'action du lazaret de Camaran — au point de vue prophylactique — demeurera toujours des plus restreintes : ce ne peut être

---

1. Depuis cette année cette réglementation est appliquée à Camaran : il ne manque que l'hôpital.

qu'un lieu de centralisation pour opérer les dernières mesures de surveillance, mais il n'empêchera jamais le choléra de parvenir jusqu'au Hedjaz : les épidémies de 1890, 1891, 1893, 1895 et 1902 sont là pour prouver l'exactitude de mon affirmation.

Le pèlerinage au Hedjaz. — C'est seulement par l'assainissement des villes du Hedjaz que l'on obtiendra le résultat voulu, c'est-à-dire la disparition du choléra.

Lors de la conférence de Paris, M. Thorne-Thorne, délégué de la Grande-Bretagne, affirmait déjà que l'assainissement des villes saintes était le seul moyen efficace pour combattre le choléra : « Vous n'avez affaire qu'à trois ou quatre villes : Djeddah, la Mecque, Médine et Yambo, de population relativement peu dense, et, si seulement une partie des sommes que les pèlerins payent pour avoir le droit de visiter la Mecque était dépensée à leur donner une protection raisonnable contre la maladie et la mort, l'assainissement de ces localités serait une chose fort simple. »

Aujourd'hui, comme en 1894, la seule solution qui s'impose et paraisse vraiment utile est d'améliorer les conditions hygiéniques du Hedjaz.

L'eau pure doit être amenée dans toutes les villes, canalisée et distribuée de telle sorte qu'elle ne puisse être contaminée sur son parcours; cette mesure doit être généralisée à l'Arafat et à la vallée de Mouna. Si l'on ne peut trouver de l'eau à proximité des villes ou s'il est impossible d'en amener, on ne doit pas hésiter à installer comme à Aden, des appareils distillatoires : l'eau qu'ils produiront sera toujours d'un prix inférieur à celle qui est actuellement vendue aux hadjis ; elle présentera donc le double avantage d'être bonne et à bas prix.

Les maisons à pèlerins devront être améliorées et

surveillées étroitement; leurs propriétaires seront
astreints à les faire blanchir à la chaux fréquemment.
Mais les terrains vagues étant nombreux — même
dans les villes — on devra y installer des campements
où les pèlerins trouveront un abri utile, surtout pendant l'hiver.

Les cabinets d'aisances situés aux étages supérieurs
des maisons à pèlerins seront fermés; on ne les tolé-
rera plus qu'au rez-de-chaussée, et ils devront avoir
une fosse étanche. D'autres cabinets d'aisances publics
établis dans de bonnes conditions seront répartis dans
les rues en nombre suffisant.

Des hôpitaux devront être installés; j'insisterai sur
ce point de façon spéciale, car les hôpitaux sont nécessaires à un double point de vue : d'abord, ils permettent d'isoler les malades en temps d'épidémie, ils
ont en ce sens un rôle prophylactique; mais, en temps
normal, les malades sont nombreux parmi les pèlerins
et l'on se trouve actuellement dans l'impuissance
absolue de les soigner comme il conviendrait, puisqu'au
Hedjaz « *l'assistance publique n'existe que de nom*[1] ».

Les pèlerins musulmans ne sont pas tous Ottomans;
la majeure partie sont Hollandais, Anglais, Russes ou
Français : or, s'il est indifférent au gouvernement turc
que ses sujets meurent en masse dans la rue, nous
avons par contre le devoir de protéger et d'assister
ceux qui vivent sous les lois de nations civilisées. Il
est donc nécessaire de construire à Djeddah et à Yambo
deux hôpitaux internationaux, où pourront être traités
les pèlerins étrangers, puisque ces deux villes n'offrent
en ce sens aucune ressource.

Telles sont — dans leurs grandes lignes — les prin-

---

1. Vaume. Rapport au Conseil supérieur de santé de Constantinople,
1887.

cipales mesures d'assainissement qui devraient être prises au Hedjaz.

Retour des pèlerins par terre. — Les pèlerins regagnant leur pays par caravanes n'ont jamais été dangereux que sur la route du Yémen; d'où l'utilité de les surveiller au départ de la Mecque et d'installer un campement sanitaire, soit en avant, soit au delà de Taïf, de façon à arrêter les caravanes avant qu'elles ne se dispersent dans l'Assyr et dans le Yémen.

Organisation sanitaire du pèlerinage futur. — « La vitesse de propagation du choléra est proportionnelle à celle des moyens de transport[1] »; cela est si vrai que depuis la généralisation de la navigation à vapeur, on a pu constater la rapidité véritablement foudroyante avec laquelle le choléra s'est répandu à diverses reprises dans tout le bassin de la Méditerranée. Mais aujourd'hui, une seconde évolution est en train de se produire : des chemins de fer nouveaux se construisent en tous sens. Bientôt les bords de la mer Rouge seront reliés directement au réseau de l'Egypte; de Bassorah au Bosphore, le trajet durera à peine quelques jours; enfin le chemin de fer du Hedjaz — sans admettre qu'il arrive jusqu'à la Mecque, tout au moins avant longtemps — va singulièrement rapprocher cette province de l'Europe, aux lazarets existant sur les bords de la mer il faudra donc songer à en substituer d'autres placés sur le trajet de ces voies ferrées, à moins que d'ici là on ait résolu la question de l'assainissement du Hedjaz, et rendu de la sorte impossible l'éclosion — à la Mecque — des épidémies de choléra.

---

1. Laveran. (Art. Choléra.) *Dictionnaire encyclopédique des sciences médicales.* Paris, 1875.

CHAPITRE IV

ORGANISATION SANITAIRE DU GOLFE PERSIQUE ET DU GOLFE D'OMAN

Géographie physique du golfe Persique et de celui d'Oman. — Géographie politique du golfe Persique et de celui d'Oman. — Des diverses navigations qui sillonnent les golfes Persique ou d'Oman, et des itinéraires qu'elles suivent. — Embouchure du Chat-el-Arab. — Protection du golfe Persique contre le retour des pèlerins.

En étudiant la répercussion des épidémies de choléra du Hedjaz sur les pays où retournent les hadjis après le pèlerinage, nous avons constaté que tout choléra de la Mecque était suivi, à bref délai, d'une épidémie de même nature dans une région quelconque du golfe d'Oman ou du golfe Persique.

Ces deux golfes n'étant nullement protégés au point de vue sanitaire, il importe d'organiser leur défense qui intéresse singulièrement l'Europe puisque, par la voie du Chat-el-Arab, une épidémie peut rapidement parvenir sur les côtes de la mer Noire.

Pour réaliser cette protection de façon rationnelle, il faut prendre en considération trois facteurs principaux : la géographie physique de la région, sa géographie politique et enfin les diverses navigations qui sillonnent ces mers ainsi que les itinéraires parcourus[1].

1. Tous les renseignements que je fournis sur le golfe Persique sont le résumé d'un rapport adressé au Conseil supérieur de santé de Constantinople en 1901, et publié par la *Revue d'hygiène et de police sanitaire*, 1901 ; ce rapport avait été écrit après un séjour de plusieurs mois que je fis à cette époque dans la région du golfe Persique.

Géographie physique du golfe Persique et de celui d'Oman. — Ces deux golfes, situés l'un en arrière de l'autre, ont pour point culminant l'embouchure du Chat-el-Arab, seule voie de pénétration dans l'intérieur des terres. Les côtes — sur les deux rives — sont désertes, à peine habitées, et, derrière les villes qui s'y sont élevées, on ne rencontre que de vastes étendues désertes.

Géographie politique du golfe Persique et de celui d'Oman. — En contournant les deux golfes, on trouve successivement les ports suivants : Mascate, Menama des îles Bahrein, el Katif, Koweit, l'embouchure du Chat-el-Arab, Bender-Bouchir, Lingah, Bender-Abbas, Djask et enfin Gwadar. Ces villes n'appartiennent pas à une seule puissance, les unes relevant du Sultanat d'Oman, les autres de la Perse ou de l'Empire ottoman, enfin quelques-unes étant soumises au protectorat anglais ou à des cheicks indépendants.

Leurs moyens de communication avec l'intérieur consistent en routes à peine fréquentées par quelques caravanes; ces voies de communication aboutissent — pour le golfe d'Oman — soit dans le Belouchistan, soit dans les déserts de l'Arabie; quant à celles partant des ports situés sur les rives du golfe Persique, les unes réunissent la côte aux déserts de l'Arabie, et les autres — après un parcours très long — gagnent les régions du sud de la Perse.

Il semble donc impossible qu'une épidémie de choléra puisse être propagée par l'intermédiaire des caravanes qui suivent — à de rares intervalles — ces chemins à peine tracés au milieu de déserts ou de montagnes abruptes, et dans des régions à peu près inhabitées.

Dans ces conditions, l'installation d'un service sanitaire quelconque — commun à toutes ces villes — paraît chose inutile, d'autant plus qu'il serait difficile à organiser. En effet, comment grouper en une sorte d'union sanitaire des puissances aussi diverses que celles qui sont maîtresses des bords des golfes Persique et d'Oman? puissances dont les unes sont arrivées déjà au plus haut degré de civilisation, tandis que les autres sont encore presque à l'état sauvage. Des intérêts opposés sont en jeu, et ne doit-on pas craindre que l'on ne profite — à un moment donné — des réglementations sanitaires nouvelles pour créer des difficultés politiques au commerce de quelques-unes des nations européennes qui chercheraient à établir leur influence dans ces régions[1]? Il y a là, je crois, un gros danger : le service sanitaire des deux golfes ne tarderait pas à dégénérer en organisme politique, et, partant, deviendrait plutôt nuisible qu'utile.

Des diverses navigations qui sillonnent les golfes Persique ou d'Oman, et des itinéraires qu'elles suivent. — La navigation des deux golfes comprend la marine à voiles et celle à vapeur. La première est des plus importantes dans cette région[2] ; les *boutres* qui l'effectuent proviennent des points les plus divers de l'océan Indien ou de la mer Rouge, et tous ont pour point d'arrivée le port de Bassorah. Dans le cas où l'on voudrait installer un lazaret dans une des îles du golfe Persique, il ne faudrait pas oublier que ces embarcations à voiles pourraient être difficilement détournées de leur chemin, car, lorsqu'elles auraient quitté la route des vents, il leur deviendrait impossible de la regagner ensuite; en conséquence, ces boutres emploieraient tous les moyens pour se soustraire à

1. Les faits qui se sont produits récemment — mars dernier — à Mascate viennent à l'appui de ma thèse.
2. En certaines saisons, le nombre des *boutres* est considérable; je me rappelle avoir vu, à la fois, en quarantaine au lazaret de Bassorah jusqu'à 90 de ces embarcations, d'un tonnage variant de 10 à 300 tonneaux.

une surveillance sanitaire organisée de la sorte, et qui,
équitablement, ne pourrait leur être imposée.

Quant à la navigation à vapeur, elle a pour point
de départ : les Indes, la mer Rouge et l'Europe ; les
navires qui desservent le golfe Persique font escale
dans tout ou partie des différents ports déjà cités, mais
tous ont comme point terminus de leur voyage le
Chat-el-Arab.

C'est donc en ce point que nous avons intérêt —
tout au moins à l'heure actuelle — à établir notre
service sanitaire, c'est en cet endroit que vient aboutir
en dernier lieu toute la navigation du golfe, c'est là
aussi que nous aurons à surmonter le minimum de
difficultés matérielles ou politiques ; peu importera
ensuite si les ports du golfe sont contaminés, puisque
la contagion ne pourra s'étendre par la voie de terre,
et que nous serons maîtres du point terminus de la voie
maritime.

Embouchure du Chat-el-Arab. — L'établissement
d'un service sanitaire à l'embouchure du Chat-el-Arab
présentera néanmoins certaines difficultés. Les unes,
d'ordre matériel, pourront être assez rapidement
vaincues ; la création des installations sanitaires sera
une entreprise onéreuse mais non pas impossible.

Les autres seront d'ordre politique et partant plus
sérieuses. L'embouchure du Chat-el-Arab n'appartient
pas à une seule puissance : la rive gauche du fleuve —
jusqu'au delà de Mohammerah, c'est-à-dire sur une
distance de 150 kilomètres environ — est persane,
tandis que la droite est ottomane, puis au delà de
ce point les deux bords deviennent ottomans. Par
conséquent, pour être utile un service sanitaire établi
dans la région doit obtenir l'assentiment de ces deux
puissances : il faut qu'elles concourent en commun à
cette organisation ; si l'une d'entre elles est défaillante

— comme la Perse maintenant — rien ne pourra réussir, et toute réglementation édictée ne servira qu'à vexer la navigation sans aucun résultat pour la défense sanitaire.

C'est donc — après entente de la Perse et de la Turquie — sur une des rives du Chat-el-Arab que doit être installé le service sanitaire appelé à défendre l'entrée de la Mésopotamie [1].

Protection du golfe Persique contre le retour des pèlerins. — Le retour des pèlerins dans les golfes Persique et d'Oman s'effectuera de la façon suivante : tous les navires prenant des hadjis de retour à Djeddah seront astreints — lorsqu'une épidémie aura eu lieu au Hedjaz — à subir une première quarantaine et une désinfection au lazaret de Camaran, jouant alors pour les pèlerins du Sud le même rôle que celui de Tor pour les hadjis du Nord [2]. Lorsqu'on sera assuré qu'il n'existe pas d'épidémie à bord et qu'on aura désinfecté les bateaux, ceux-ci pourront se diriger vers le golfe ; ils laisseront leurs passagers dans les divers ports de la région qui les soumettront à leurs réglementations particulières. Enfin, pour pouvoir pénétrer dans le Chat-el-Arab et y débarquer soit en territoire persan soit en territoire ottoman, il leur sera nécessaire de subir une dernière visite et, le cas échéant, une dernière quarantaine dans le lazaret commun aux deux puissances.

Mais le transport par malades ou effets n'étant pas le seul à redouter, il faudra en outre procéder à l'assainissement des deux ports de Mohammerah et de Bas-

---

1. Le lazaret existant à l'heure actuelle à Bassorah est absolument insuffisant.

2. Le règlement actuel du pèlerinage prévoit déjà ce cas, mais dans la pratique la mesure n'est pas appliquée : ainsi, lors de l'épidémie de choléra de 1902, aucun navire retournant au golfe Persique ne s'est présenté au lazaret de Camaran.

sorah, villes qui — au point de vue de l'hygiène — sont dans des conditions aussi déplorables que celles du Hedjaz.

En résumé, la protection de la voie du Chat-el-Arab, la seule importante au point de vue de l'Europe, s'obtiendra :

, 1° *Contre les dangers que fait courir la navigation provenant des Indes ou des bords du golfe par l'établissement d'un service sanitaire commun à la Perse et à la Turquie, service installé à l'embouchure du fleuve ;*

2° *Contre les dangers que font courir les hadjis à leur retour, en temps d'épidémie du Hedjaz, par l'isolement et la désinfection subis au lazaret de Camaran, par ces mêmes isolement et désinfection répétés, s'il est nécessaire, dans un lazaret turco-persan sis à l'embouchure du Chat-el-Arab et enfin par l'assainissement des deux ports de Mohammerah et de Bassorah.*

CHAPITRE V

ORGANISATION DE LA POLICE SANITAIRE MARITIME EN GÉNÉRAL

De la police sanitaire maritime en général. — De la police sanitaire maritime applicable au choléra. — De la police sanitaire maritime applicable à la peste.

De la police sanitaire maritime en général. — Le territoire du Hedjaz peut — en quelque sorte — être considéré comme un champ de manœuvres des épidémies cholériques ou pesteuses. Toutes les conditions nécessaires pour l'étude des unes et des autres y semblent réunies : la peste et le choléra n'y sont point endémiques, les conditions géologiques ou climatériques de la région ne leur permettent pas de s'y implanter; chaque année un chiffre connu d'individus arrive dans le pays puis en repart, d'où la certitude des ravages faits par la contagion; deux éléments bien distincts de population existent dans les villes, de telle sorte que nous pouvons savoir lequel des deux est le plus fortement atteint; l'arrivée des pèlerins ayant lieu successivement pendant les diverses saisons, nous pouvons déterminer l'action de ces dernières sur les épidémies; enfin aucune mesure prophylactique n'étant · prise dans l'intérieur du Hedjaz on assiste à l'évolution naturelle des deux affections.

Tous les facteurs nécessaires pour l'étude des modes de propagation de la peste ou du choléra sont donc ·

réunis au Hedjaz. On ne saurait négliger un pareil champ d'observations, l'on doit retenir les enseignements que l'on y recueille et qui sont impossibles à grouper ailleurs; ils serviront de point de départ pour l'établissement des principes généraux de la police sanitaire maritime [1].

L'importance du trafic naval des principales puissances civilisées, la fréquence actuelle des voyages transocéaniens nécessités par les acquisitions coloniales faites par tous les pays européens, la rapidité toujours croissante des moyens de transport maritime, la multiplicité des intérêts financiers en jeu ont mis à l'ordre du jour cette question spéciale de la police sanitaire. Il faut donc l'établir sur des principes résultant d'une observation rigoureuse et conciliant la rapidité des opérations sanitaires avec le maximum de sécurité pour les nations européennes.

On distinguera, tout d'abord, dans la police sanitaire maritime, deux règlements : l'un contre le choléra, l'autre contre la peste; il est inutile, en effet, de chercher à fondre dans des règles communes les prescriptions sanitaires applicables à la prophylaxie de l'une et de l'autre de ces deux affections [2].

De la police sanitaire maritime applicable au choléra. — Les épidémies du Hedjaz nous ont fait constater qu'il existe — en ce qui concerne le choléra — deux modes de transport nettement distincts.

Dans le premier le choléra est importé par l'intermédiaire de malades ou d'effets : c'est le mode de transport à courte distance contre lequel nous pouvons lutter avec certitude par la désinfection des bagages

1. Les observations réunies dans ce volume s'appuient sur des statistiques portant sur plus de 1.600.000 pèlerins passés au Hedjaz de 1860 à 1903.
2. Je ne m'occupe point ici, bien entendu, de la fièvre jaune.

et l'isolement des suspects, à condition que la surveillance des arrivages contaminés soit rigoureuse.

Et même ce mode de transport du choléra n'en est pas un au sens strict du mot : c'est bien plutôt une partie de l'épidémie initiale qui — évoluant sur un navire, c'est-à-dire en un lieu qui se déplace — se continue ensuite sur un nouveau territoire.

De ces considérations résulte le premier point du règlement sanitaire du choléra : tout navire ayant du choléra en route ou au moment de son arrivée doit subir la désinfection ou l'isolement, la durée des mesures restrictives étant calculée sur celle de l'incubation. C'est d'ailleurs ce qui se fait dans tous les ports.

Quant au second mode de transport — par l'intermédiaire des organismes vivants [1] — il offre une plus grande difficulté à combattre, et la prophylaxie qu'on doit lui appliquer ne relève plus de la police sanitaire maritime. Nous ignorons, en effet, la durée possible du phénomène du microbisme latent; partant on ne peut fixer à cet égard une quarantaine quelconque qui, d'ailleurs, serait forcément trop prolongée pour être acceptable.

Les ports — où des passagers peuvent arriver dans une telle condition — devront donc être assainis. On empêchera, tout d'abord, le vibrion cholérique à l'état latent de récupérer sa vitalité première, en fournissant à tous une eau potable irréprochable et ne contenant aucun microbe pouvant favoriser une nouvelle évolution de ce vibrion.

Si, malgré cela, des cas de choléra éclatent, il faut

---

1. Les découvertes faites en ces dernières années au sujet de la fièvre jaune ont prouvé qu'elle se propageait par l'intermédiaire du moustique, c'est-à-dire d'un organisme vivant. Mais le moustique étant un véhicule excessivement fragile, c'est pourquoi la fièvre jaune ne prend pas d'extension rapide, bien que cependant son domaine s'étende petit à petit ; elle ne procède pas par bonds comme la peste ou le choléra.

que les canalisations d'eau ou leurs sources soient
mises à l'abri de contaminations possibles; il faut,
enfin, que par un système d'égouts appropriés toutes
les matières pouvant renfermer le bacille virgule
soient rejetées régulièrement et promptement loin de
la collectivité humaine.

Cette prophylaxie spéciale du choléra est, en tous
points, semblable à celle appliquée contre les manifestations épidémiques de la fièvre typhoïde : aussi chacun des progrès que nous avons réalisés, en ces années
dernières, dans la lutte contre cette affection a fait
avancer d'autant la prophylaxie du choléra; par conséquent, il y a tout lieu d'espérer qu'on ne verra plus
évoluer, dans les ports européens, des épidémies de
choléra aussi meurtrières que celles d'autrefois.

**De la police sanitaire maritime applicable à la
peste.** — La police sanitaire maritime, en matière de
peste, est actuellement moins bien définie que celle
du choléra. Les règlements en vigueur en Europe à
ce sujet reposent tous sur les principes émis par la
Conférence de Venise en 1897. Mais, les connaissances
sur la peste étaient loin, à cette époque, d'avoir
l'étendue qu'elles ont maintenant; il y a donc lieu de
réformer ces prescriptions, dont quelques-unes ne
répondent point au but cherché.

La prophylaxie appliquée aujourd'hui contre la peste
a surtout en vue la possibilité de la propagation par
l'intermédiaire des individus provenant des pays contaminés. Or, les épidémies de peste du Hedjaz nous
enseignent de façon indubitable que les hommes sains
— non isolés — et leurs effets — non désinfectés —
n'ont jamais véhiculé la peste. Ces mêmes épidémies
nous montrent encore que des malades — atteints de
peste bubonique — ont été impuissants à créer un
foyer dans la ville où ils s'étaient transportés.

Mais la peste n'est pas — comme le choléra — une maladie à forme unique : elle peut en revêtir quatre singulièrement différentes les unes des autres au point de vue de la propagation et de la contagiosité.

La forme bubonique n'est, somme toute, qu'une adénite à cocco-bacilles, et n'ayant aucun pouvoir contagieux.

La forme pneumonique, comme toute pneumonie infectieuse, peut se propager, mais ne crée autour d'elle qu'une contagion forcément limitée.

La forme septicémique ne se transmet d'homme à homme que dans des conditions spéciales : s'il existe des moustiques ou des insectes du même genre dans le lieu où se trouvent les malades.

Enfin, ces trois formes peuvent se compliquer — mais rarement — de charbons externes ; le microbe infectieux se rencontrant alors librement à la surface de ces charbons peut contaminer les personnes en contact avec les malades ou avec les objets à leur usage.

Les quatre formes précédentes — suivant l'heureuse formule du D\u2071 Legrand [1] — se résument d'ailleurs en deux : *peste ouverte* et *peste fermée*, la première pouvant être contagieuse, la seconde ne devant au contraire susciter aucune crainte.

Par conséquent le règlement sanitaire devra prévoir la conduite à tenir dans l'un et l'autre cas, les mesures à prendre différant du tout au tout puisque l'une des formes est justiciable de l'isolement et de la désinfection tandis que l'autre peut être traitée dans [un hôpital général et sans aucun danger de contamination.

---

1. Communication au Congrès international d'hygiène de Bruxelles, 1903. *Caducée*, 1903, n° 17.

Mais — et c'est là un point capital prouvé par les épidémies de peste pneumonique de l'Assyr — l'homme même atteint d'une peste ouverte est impuissant à la propager au delà d'un rayon très restreint et ne saurait par conséquent créer autour de lui une véritable épidémie

Le rôle capital dans l'importation et la création des épidémies de peste est joué sans contredit par les rats des navires; c'est là une notion qui échàppait à la Conférence de Venise de 1897 et c'est pourquoi sa réglementation n'a pu empêcher la peste de se répandre ainsi qu'elle l'a fait, en ces dernières années, dans les régions les plus diverses et jusque dans les ports les plus éloignés.

Ce que le service sanitaire doit contrôler surtout lors de l'arrivée des navires, c'est l'existence ou l'absence à bord d'épizootie sur les rats; peu importe qu'il y ait ou non des cas humains, nous savons qu'ils ne sauraient être dangereux; ce qu'il importe de connaître, c'est l'état sanitaire des rats.

Si la peste règne parmi eux le navire doit être isolé de la façon la plus rigoureuse, la destruction des rongeurs sera pratiquée sans retard et de telle manière qu'aucun ne puisse échapper.

Mais on peut faire mieux en la matière; un navire ne doit jamais pouvoir se contaminer, il ne doit à aucun moment avoir à son bord les rats nécessaires à l'établissement d'une épizootie; il importera peu alors que quelques rongeurs infectés pénètrent dans un bateau puisqu'ils n'y rencontreront plus l'élément nécessaire à la propagation de la peste.

C'est pour atteindre ce but que la destruction des rats doit devenir une pratique *non pas exceptionnelle*, mais *régulière* et effectuée en tout temps de telle sorte que les bateaux puissent ensuite circuler librement —

BOREL.   13 même dans les ports contaminés — sans craindre de voir l'infection s'établir à leur bord [1].

La police sanitaire maritime de la peste se résumera ainsi :

1° *Les navires provenant de pays contaminés — s'il n'existe pas d'épizootie à leur bord — ne sont dangereux ni par les passagers, ni par les bagages, ni par les marchandises : ils seront donc libres.*

2° *Les navires ayant des cas humains à leur bord, à quelque forme qu'ils appartiennent — mais toujours sans épizootie — auront leurs malades isolés dès l'arrivée puis deviendront libres.*

3° *Les navires — ayant une épizootie à leur bord — accompagnée ou non de cas humains seront strictement isolés jusqu'à ce que les rats aient été complètement détruits ; les mesures restrictives, en ce cas, ne sauraient s'étendre aux passagers et à leurs bagages.*

4° *La destruction méthodique des rats — tant à bord des navires que dans les ports — est la seule prophylaxie logique à adopter contre la propagation de la peste.*

---

1. Au moment où paraît cet ouvrage un décret promulgué par le Gouvernement français rend obligatoire — en cours de route ou à l'arrivée — la destruction des rats à bord des navires provenant des pays contaminés ou suspects de peste. *Journal officiel*, 23 septembre 1903.

TABLE DES MATIÈRES

TABLEAUX

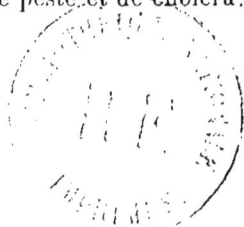

Paris. — L. MARETHEUX, imprimeur, 1, rue Cassette. — 5302.

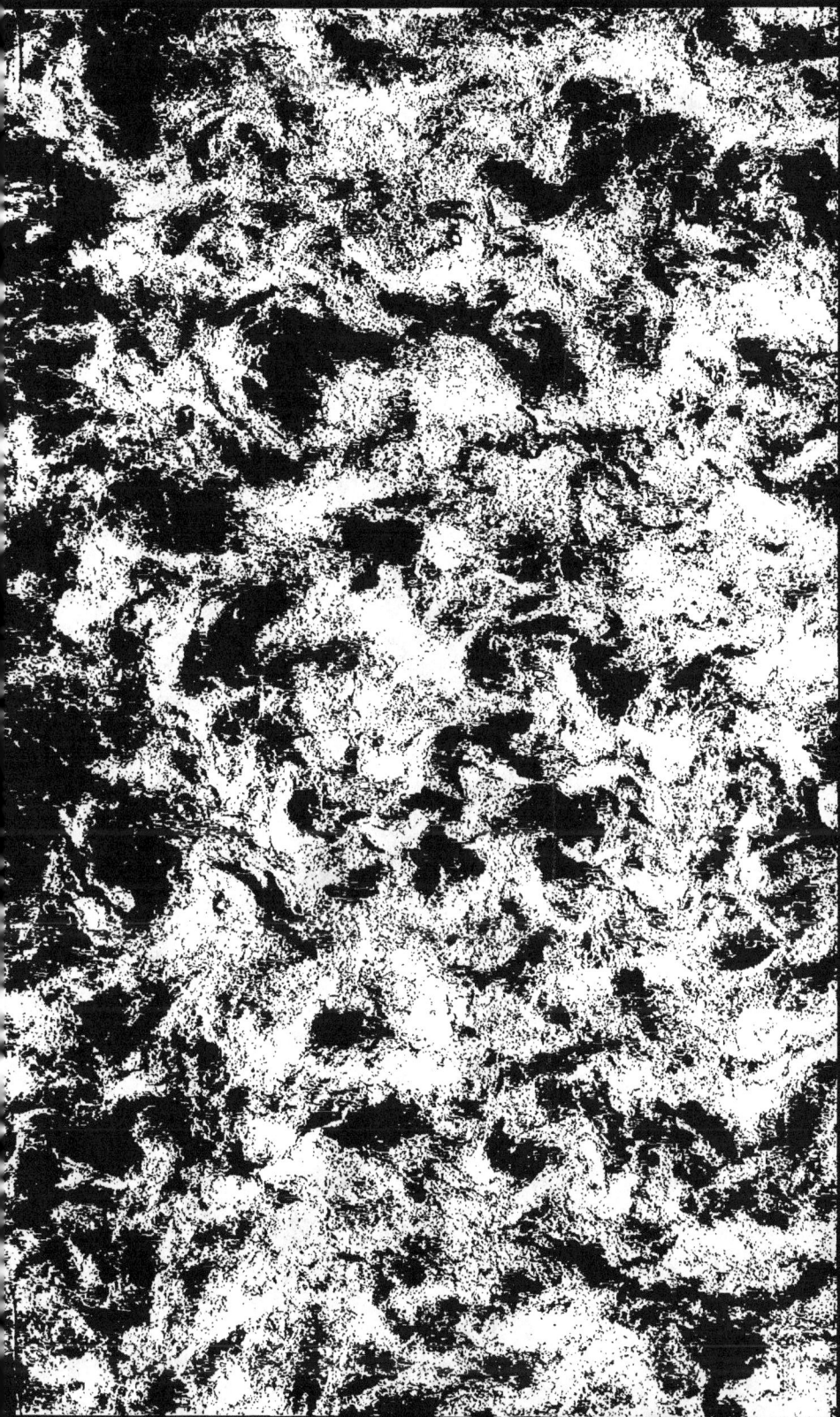

www.ingramcontent.com/pod-product-compliance
Lightning Source LLC
Chambersburg PA
CBHW070501200326
41519CB00013B/2676